W0181955

Der naturheilkundliche Patienten-Ratgeber

hypoallergene

orthomolekulare

Therapie

VBN-Verlag Lübeck
Verlag für Bioenergetik und Naturheilkunde
23569 Lübeck

Die Deutsche Bibliothek-CIP-Einheitsaufnahme
Volkmann, Peter-Hansen
Orthomolekulare Therapie hypoallergen!
Der naturheilkundliche Patienten-Ratgeber

VBN-Verlag Lübeck 4. erweiterte und durchgesehene Auflage 2006
Verlag für Bioenergetik und Naturheilkunde
23569 Lübeck, Kücknitzer Hauptstraße 53

ISBN 3 - 9806850 - 5 - 5

Ein freier Mensch

Ich will unter keinen Umständen ein
Allerweltsmensch sein.
Ich habe ein Recht darauf, aus dem Rahmen
zu fallen - wenn ich es kann!
Ich wünsche mir Chancen - nicht Sicherheiten!
Ich will kein ausgehaltener Bürger sein,
gedemütigt und abgestumpft,
weil der Staat für mich sorgt.

Ich will dem Risiko begegnen, mich nach etwas
sehnen und es verwirklichen;
Schiffbruch erleiden und Erfolg haben.
Ich lehne es ab, mir den eigenen Antrieb mit
einem Trinkgeld abkaufen zu lassen.

Lieber will ich den Schwierigkeiten des Lebens
entgegentreten, als ein gesichertes Dasein führen!
Lieber die gespannte Erregung des eigenen
Erfolges, als dumpfe Ruhe Utopiens!

Ich will weder meine Freiheit
gegen Wohltaten hergeben, noch meine
Menschenwürde gegen milde Gaben.

Ich habe gelernt, selbst für mich zu denken
und zu handeln; der Welt gerade
ins Gesicht zu sehen und zu bekennen:

Dies ist mein Werk!

Das alles ist gemeint, wenn wir sagen:

Ich bin ein freier Mensch !

Dr. med. Albert Schweitzer

Gewidmet meiner lieben

Ehefrau Irmtraut

und unseren Kindern

Claas-Edzard

Aiko Fritz

Wiebke Tomma Helene

Ohne die liebevolle Unterstützung und kritische Begleitung durch meine Familie wäre mein langer Weg als stets suchender Arzt gar nicht möglich.

Mein besonderer Dank gilt George Goodheart für seine große Menschlichkeit und die universelle AK.

Die in diesem Buch angegebenen Dosierungsempfehlungen beruhen auf meiner eigenen Praxiserfahrung und den u.a. Quellen. Eventuelle Übertragungsfehler sind nicht sicher auszuschließen. Haftungsansprüche aus den Dosierungsangaben können nicht abgeleitet werden!
Dieser Patienten-Ratgeber kann keine fachkundige Beurteilung eines erfahrenen Therapeuten ersetzen!

INHALTSVERZEICHNIS

Inhaltsverzeichnis

Inhaltsverzeichnis

VORWORT

Liebe Leserin und lieber Leser!

Sie haben ein Buch zur Hand genommen, das Ihr Denken, Leben und Arbeiten verändern wird. Ihre bisherige Sichtweise und Einstellung zu Gesundheit und Krankheit werden Sie grundlegend in Frage stellen – wenn Sie sich selbst nicht ohnehin als „Ökosystem Mensch" begreifen.
Die hypoallergene orthomolekulare Therapie – **hoT** – ist vergleichbar mit einer sanften Biotop-Pflege in solchen Fällen, in denen das Biotop umzukippen droht.
Allerdings werden hier nicht die Instrumente der Großchemie gegen Regulationsstörungen eingesetzt, sondern hypoallergene orthomolekulare Mikronährstoffe in Verbindung mit bioenergetischen Testverfahren.
Von mir wird vor allem auf die sanften Techniken z.B. der Applied Kinesiologie – Angewandten Kinesiologie – AK – oder Bioresonanz zurückgegriffen.
Mit Hilfe solcher Diagnoseinstrumente können wir, wie der Amerikaner D.C. George J. Goodheart, der Entdecker und Entwickler der AK gern sagt, „Die unendliche innere Weisheit des kranken Körpers befragen!"
Wer sanft und sensibel bei der Befragung des Körpers mit AK, aber u.U. auch mit Bioresonanz oder Biotensor vorgeht, wird sich über so manche nicht erwartete Antwort wundern.
Wer sich dann aus langjähriger Erfahrung auf die vom kranken oder gestörten Körper vorgeschlagene Therapie einläßt, wird immer wieder staunend vor dieser „unendlichen inneren Weisheit" stehen!
Bei der in diesem Buch vorgestellten Behandlungsform mit den „eigenen, richtigen Molekülen", die selbst bei Allergikern unterhalb der Allergieschwelle bleiben (s.u.), werden wir spontan sowohl muskuläre Störungen als auch Schmerzsyndrome sicher behandeln können. Wir helfen ohne zu schaden, weil wir die Ernährung und den Stoffwechsel des Körpers optimieren.
Die zusammenfassende Darstellung z.B. der Hormonellen Regelkreise oder des Säure-Basen-Gleichgewichtes ist Ausdruck langjähriger eigener Praxiserfahrungen.
Der **hoT**-Teil führt über die Beschreibung der gängigen hypoallergenen orthomolekularen Substanzen wie Mineralstoffe, Spurenelemente oder Vitamine bis zu den ungesättigten Fettsäuren.

Vorwort

Die Dosierungsangaben beziehen sich einerseits auf die im Anhang genannten Autoren sowie auf eigene langjährige Praxiserfahrungen.
Dies Buch gibt Ihnen für die regelmäßige Anwendung Therapiehinweise, orthomolekulare Zusammenhänge und Dosierungsschemata an die Hand, so daß es schnell zu einer wichtigen Orientierung im Alltag werden wird.
Bei dieser logischen und sanften Form einer ökologischen Therapie entsteht bei Patient und Therapeut eine große innere Zufriedenheit, eine tiefe Freude an einer Arbeit, die uns erlaubt, zu helfen ohne zu schaden!

Lübeck, April 1999

Peter-Hansen Volkmann
Arzt für Naturheilverfahren
Allgemeinmedizin – Sportmedizin

Geleitwort zur 1. Auflage

Kronberg, im April 1998

Mit Genuß und großem Gewinn habe ich das vorliegende Buch von Herrn Kollegen P.-H. Volkmann über die hypo-allergene orthomolekulare Therapie gelesen. Ich habe daraus vieles für meine tägliche Praxis gelernt.
In der modernen Medizin mit immer härteren gesetzlichen Auflagen ist es heute notwendig, möglichst rasch mit möglichst geringem Aufwand eine möglichst präzise Diagnose zu stellen.
Dazu bedienen wir uns bestimmter Denk- und Vorgehensweisen; analysieren morphologische Details krankhaft veränderter Organe, um vollkommen den Ansprüchen der exakten, kausal-mechanistischen Naturwissenschaften zu entsprechen.
Funktionelle Störungen werden als sekundär abgetan. Nach den grundlegenden Ursachen und Zusammenhängen wird gar nicht mehr gefragt.
Ganz anders ist die Vorgehensweise der „biologischen Methoden" in der Medizin. Ihnen allen gemeinsam ist, im Gegensatz zum naturwissenschaftlichen Ansatz der Schulmedizin, die Betrachtung des Menschen und seines Organismus als eine Ganzheit, die mehr ist als die Summe ihrer Teile.
Eine Ganzheit, die hierarchisch bis in den atomaren Bereich hinunter geordnet ist, so daß jeder Teil nur im Zusammenhang mit allen anderen im Rahmen von Wechselwirkungen existieren, wirken und sich entfalten kann.
Eine Medizin, die so denkt und vorgeht, kann Gesundheit als Ordnung und dynamisches ökologisches Gleichgewicht im Organismus begreifen und durch Ärztliche Kunst adäquat beeinflussen.
Optimale Gesundheit ist mehr als die Abwesenheit von Krankheit. Sie kann nur dann erreicht werden, wenn alle dazu notwendigen Substanzen wie z.B. Spurenelemente in optimaler Menge im Körper vorhanden sind.
Dieses Optimum ist wegen der modernen Ernährungs- und Lebensgewohnheiten, der unterschiedlichen Umwelteinflüsse, unterschiedlichen Alters und bestehender Vorerkrankungen individuell stark divergierend.
Der streßbedingt erhöhte Bedarf an Mikronährstoffen ist heute durch normale mitteleuropäische Ernährung bei zunehmendem Mangel in den

Geleitwort zur 1. Auflage

Nahrungsmitteln nicht mehr zu decken. Wir sind deshalb auf die tägliche Zufuhr orthomolekularer Substanzen angewiesen.
In einer Zeit, in der die Allergien auf dem Vormarsch sind, sollte eine hypoallergene Darreichungsform selbstverständlich sein.
Leider finden wir auch auf dem „Bio-Pharmamarkt" kaum Präparate ohne synthetische Hilfs- und Zusatzstoffe, die unter Umständen ihrerseits Allergien auslösen können.
Deshalb ist meine Freude besonders groß, daß es nun endlich auch auf dem deutschen Markt Reinsubstanzen in farbstoffreien Verkapselungen als hypoallergene orthomolekulare Nahrungsergänzungen gibt.
Ich wünsche diesem Patienten-Ratgeber eine große Verbreitung und allen Kollegen viel Erfolg bei der naturheilkundlich-optimierten Therapie ihrer Patienten. Dabei wird die hypoallergene orthomolekulare Therapie – **hoT** – stets Ihr zuverlässiger Wegbegleiter sein.

Dr. Monika von Hahn
Ärztin für Naturheilverfahren
Mitglied des Vorstandes der Internationalen Gesellschaft der F.-X. Mayr-Ärzte

Vorwort zur 2. Auflage

Zu meiner großen Freude hat die erste Auflage dieses Patienten-Ratgebers sich innerhalb kurzer Zeit so gut verbreitet, daß schon in Jahresfrist eine Neuauflage notwendig wird.
Dies habe ich zum Anlaß genommen, einige Erweiterungen einzuarbeiten, die vor allem die Vitamine und Vitaminoide, aber auch die Fettsäuren betreffen.
Hinzu kamen Abschnitte, die zunächst nur im naturheilkundlichen Teil des Therapiehandbuches erscheinen sollten. Aufgrund vieler Gespräche erscheint es jedoch sinnvoll, diese Denkzusammenhänge auch hier vorzustellen.
Die konstruktive Kritik aus der Leserschaft hat dazu geführt, die Tabellen am Schluß so zu überarbeiten, daß sie auch dem naturheilkundlichen Laien eher verständlich werden.
Ich wünsche Ihnen viel Freude beim Studium dieses Ratgebers und möchte Sie motivieren und beflügeln mit dem alten chinesischen Sprichwort:

Auch eine tausend Meilen-Reise beginnt mit dem ersten Schritt!

Lübeck, April 2000

Peter-Hansen Volkmann
Arzt für Naturheilverfahren
Allgemeinmedizin – Sportmedizin

Vorwort zur 4. Auflage

Die aktuelle Fassung wurde u.a. um einen Artikel zur CED erweitert, Endometriose und Frauenkrankheiten wurden aktualisiert. Spannend für Schmerzpatienten ist die Orthomolekulare Schmerztherapie. Wer am eigenen Leib erfahren hat, daß chronische Schmerzen innerhalb weniger Minuten durch B-Vitamine oder Zink völlig ausgelöscht werden, der kommt ins Zweifeln an der Schmerzliga: Fibromyalgie ist nicht heilbar? Mit der **hoT** oft innerhalb weniger Minuten in ca. 80 bis 90 % der Fälle! – Schmerzgedächtnis? Ein Konstrukt doppelt verblindeter Hochschulignoranten!

Lübeck, Januar 2006 **Peter-Hansen Volkmann**

Abkürzungs- und Fremdwortverzeichnis

Abakteriell	Ohne Bakterien
Adrenalin	Streßhormon der Nebenniere
AK	Angewandte Kinesiologie
Akupunktur	Chinesische Nadelstichbehandlung
Allergen	Allergie-, Unverträglichkeit auslösender Stoff
Allergie	Überschießende ungesunde körperliche Unverträglichkeitsreaktion
Amalgam	Zahnfüllstoff mit Quecksilber und anderen Metallen
Aminkolpitis	Fischig riechende Scheidenentzündung der Frau
Analog	vergleichbar
Anaerob	Ohne Sauerstoff
ANS – Autonomes Nervensystem	Unwillkürliche selbständige Regulation der Nerven vom Kopf bis zu den Eingeweiden
Antibiotika	Keimtötende Stoffe gegen Bakterien
Antimykotika	Keimtötende Stoffe gegen Pilze
Antioxydanz	Stoff, der Elektronentransport bei chemischer Reaktion blockiert
Atom	Kleinstes früher unteilbares Teil bei der Molekülbildung
Autochthon	Am Ort liegend, gebildet
Autoimmun – Krankheit	Selbstzerstörende Krankheit wie z.B. Rheuma, Colitis, Fibromyalgie
Autonom	Selbständig, unabhängig
Bicom - BRT	Bicom – Bioresonanztherapie
Bioenergetisch	Bezüglich Nerven- oder Muskelenergie
BRT	Elektromagnetische Schwingungs-Resonanzbehandlung
Candida albicans	Bekanntester Darmpilz, häufige Ursache chronischer Krankheiten

Abkürzungs- und Fremdwortverzeichnis

Carpaltunnel	Nervenkanal im Handgelenk
Chirotherapie	Krafttechnik zur Gelenkbehandlung
Colitis ulcerosa	Chronische Dickdarmerkrankung
Colon	Dickdarm
Cranio – sacral	Kopf – Kreuzbein (Therapie)
Cyklus	(28 Tage) Regeldauer der Frau
Darmflora	Darmkeime
Darmmilieu	Zusammensetzung der Darmflora
Darmsanierung	Einstellung der Symbiose durch Bekämpfung störender Keime oder Pilze
Deblockieren	Bewegungseinschränkung lösen
Denaturierung	Naturform zerstören, minderwertig machen
Desensibilisieren	Nicht ungefährliche schulmedizinische Allergiebehandlung
Divertikulitis	Entzündungen von Darmaussackungen
Divertikulose	Aussackungen im Dickdarm
Dysbalance	Ungleichgewicht, z.B. muskulär
Dysbiotisch	Bakterielle Störung im Darm
Ekzemation	Bildung einer Hauterkrankung
Elektrosmog	Belastung durch elektromagnetische Wellen
Engpaßsyndrom	Nerveinklemmung m. Leitungsstörung, z.B. Carpaltunnel
Enzymsystem	Gruppe von Eiweißen z.B. zur Verdauung
Epilepsie	Hirnorganisches Krampfleiden
Epiphyse	Höchste Hirn-Hormon-Steuerdrüse
Extrazellulär	Außerhalb der Zellen
Fakultativ	Gelegentlich

Abkürzungs- und Fremdwortverzeichnis

Fauna	Tierwelt
FFS	Freie Fettsäure
Fertilität	Fruchtbarkeit, Zeugungsfähigkeit
Fibromyalgie	Schmerzhafte Muskelfasererkrankung unklarer Herkunft
Flora	Pflanzenwelt
Fss	Fettstoffwechselstörung
Funktionelle Störung	Schulmedizinisch nicht faßbare Störung der Grundregulation
Genfood	Genmanipulierte Rohstoffe für Speisen
Grundsubstanz	Unstrukturiertes Grundgewebe zwischen Zellen
Hirnorganisch	Die anatomische Hirnstruktur betreffend
Homogenisieren	gleichmäßig oder mischbar machen
Hormone	Steuerstoffe im Körper
Hormonell	auf die Hormone bezogen
hoT	Hypoallergene orthomolekulare Therapie
Hyperkinetisch	Übersteigerter Bewegungsdrang
Hypoallergen	Unter der Unverträglichkeitsschwelle
Hypophyse	Hirn – Hormon – Steuerdrüse
Hypothalamus	Entwicklungsgeschichtlich alte Hirnstammregion mit umfassender Steuerfunktion des Körpers
Immunsystem	Körpereigenes Abwehrsystem
Insuffizient	Unzureichend, dürftig
Insulin	Bauchspeicheldrüsen-Hormon des Zuckerstoffwechsels
Interferenz	Auslöschung, elektromagnetische Überlagerung
Intermittierend	Mit Unterbrechungen
Interpretation	Auslegung, Ausdeutung
Intrazellulär	In den Zellen

ABKÜRZUNGS- UND FREMDWORTVERZEICHNIS

Junkfood	Amerikanisch: Müllessen, Abfall, Wort für moderne Kost
Katalysator	Stoff, der chem. Reaktion ermöglicht
Kompensation	Ausgleich
Kompression	Druck, Zusammendrücken
Kontraktion	Zusammenziehung
Kurieren	Heilen
Limitierend	Begrenzend, einschränkend
Lipase	Enzym aus der Bauchspeicheldrüse
Manuell	Mit der Hand „behandelnd"
Megadosen	Sehr große Mengen, z.B. Vitamine, Spurenelemente, Medikamente
Membran-Potential	Elektrischer Spannungsunterschied an Zellwänden innen / außen
Meridian	Chinesische Organ-Energiebahn
Mobilität	Beweglichkeit
Molekül	Verbindung von Atomen
Morbus Crohn	Chronische Dünndarmerkrankung
MSS	Mineralstoffstörung
Nervosität	Übererregbarkeit der Nerven, Unruhe
Neurodermitis	Allergische Hauterkrankung
Neurogen	Auf die Nerven bezogen
NMU	Nahrungsmittel-Unverträglichkeit
Non-Responder	Nicht-Reagierender, -Antwortender auf eine Behandlung
On-Off-Phänomen	An-/Abschaltung bestimmter Vorgänge
Orthomolekular	das richtige Molekül

Abkürzungs- und Fremdwortverzeichnis

Osteopathie	Sanfte Technik zur Eingeweide- und Gelenkbehandlung
Ovar	Eierstock
Ozonisieren	mit künstlichem Ozon – O_3 keimfrei machen
Palladium	Giftiges Metall in Zahnersatzmaterial
Palpation	Untersuchung mit der Hand
Pankreatitis	Bauchspeicheldrüsen – Entzündung
Pathogen	Krankmachend
Phänomen	Zeichen, Krankheitszeichen
Physiologisch	Betrifft normale Stoffwechselvorgänge
PNS – peripheres Nervensystem	Hirnnerven und Nerven, die das Rückenmark in die Peripherie verlassen
Psychopharmaka	Chemische Geist-Seele-Medikamente
Radiologisch	Die Röntgenstrahlen – Röntgendiagnostik betreffend
Raffination	Fabrikmäßige Denaturierung und Veränderung von Lebensmitteln
Resonanz	Mitschwingung, z.B. Trommelfell
Resorption	Aufnahme von Nährstoffen
Rheuma	Entzündliche Weichteil- oder Gelenkerkrankung unklarer Herkunft
RR	Blutdruckmessung nach Riva-Rocci
Schmerz-Syndrom	Chronische Schmerzen unklarer Ursache
Segment	Abzugrenzendes Teil, z.B. Wirbelkörper
Sekretion	Ausscheidung von Drüsenprodukten
Sexualhormone	Hormone von Hoden, Eierstöcken usw.
Spastik	Muskelverkrampfung
Spinalkanal	Wirbelsäulenkanal

Abkürzungs- und Fremdwortverzeichnis

Sponsering	Finanzierung, meist eigennützig
Sterilisieren	Keimfrei, unfruchtbar machen
Störfeld	Kurzschluß im Nervensystem
Streßhormon	Hormone der Nebenniere bei Streß
Substituieren	ergänzen, hinzufügen
Substitution	Ergänzung, zusätzliche Gabe, z.B. von **hoT**-Mikronährstoffen
Substrat	Stoff , z.B. für chemische Reaktion
Symbiose	Gegenseitige Hilfe, unterstützende, helfende Wechselbeziehung
Symbiose-Lenkung	Beeinflussung der Zusammensetzung der Darmbakterien
Symptom	Krankheitszeichen
Syndrom	Zusammenfassung verschiedener Krankheitszeichen zu einer Krankheit
Synthese	Herstellung von Stoffen
Tumor	Gewebevermehrung
TUW	Toxische Umwelterkrankung
Unspezifisch	Nicht sicher zuzuordnen
Vega-Test	Bioenerg. Schwingungsuntersuchung
Virustatika	Viren im Wachstum hemmende Mittel
Visceral	Die Organe und Eingeweide des Bauches betreffend
Wirbelsäulen-Syndrom	Erkrankung der Wirbelsäule ohne exakte Diagnose-Stellung
ZNS – Zentral-Nervensystem	Anteile des Nervensystems im Hirn und Rückenmark

EINFÜHRUNG

Naturheilkundliche ganzheitliche Medizin macht Spaß! Hypoallergene orthomolekulare Therapie – **hoT** – macht Spaß! – Weil sie als ein sanftes natürliches Verfahren ein wichtiger Bestandteil der gekonnten Naturheilkunde ist!
Was aber ist hypoallergene orthomolekulare Therapie – **hoT** –? Von leidgeprüften Allergikern wissen Sie genau :

Weniger ist MEHR !

Orthomolekular nennen wir Stoffe, die genau so im Körper vorkommen, d.h. es sind „die richtigen Moleküle".
Hypoallergen bedeutet, daß derartige Produkte ohne jegliche synthetische Hilfs- und Zusatzstoffe hergestellt werden und selten oder nie Allergien verursachen, weil sie frei sind von allergenen Zusätzen. Diese Stoffgruppe von Mineralien über Spurenelemente bis zu den Vitaminen nennt man auch Mikronährstoffe.
Bei der Entwicklung von hypoallergenen orthomolekularen Therapeutika wie Mineralstoff- und Spurenelemente-Kapseln sollte das Ziel sein, mit möglichst wenig Stoffen ein hochwertiges Qualitätsprodukt auf den Markt zu bringen, das vor allem auch für Allergiker geeignet ist. Denn: Was Allergikern hilft, hilft auch allen, die nie Allergiker werden möchten!
Derartige *Mineralstoffpräparate* bestehen aus reinen Inhaltsstoffen, die in einer hypoallergenen farblosen durchsichtigen Kapsel ohne jegliche Zusatzstoffe abgefüllt sind.
Derartige *Spurenelemente* können z.B. Spurenelement-Hefen sein. Sie könnten zusätzlich lediglich Milchzucker, Stärke oder einen anderen deklarierten Naturstoff zur besseren Dosierbarkeit enthalten.
Eine seltene Milchzuckerunverträglichkeit des Verbrauchers könnte zur Sicherung eines Behandlungserfolges kurzfristig z.B. mit Bioresonanz gelöscht werden.
Bei hypoallergenen Produkten besteht eine sogenannte Volldeklaration, d.h. daß alle verwendeten Inhaltsstoffe aus der Inhaltsangabe klar ersichtlich sind.
Besondere ärztliche Sensibilität sowie naturheilkundliches und ökotrophologisches Wissen sind neben langjähriger Forschung für die Ent-

wicklung qualitativ hochwertiger hypoallergener orthomolekularer Substanzen und Präparate erforderlich.
Wünschenswert ist eine bioenergetische Vortestung der Fertigprodukte z.B. mit Angewandter Kinesiologie, um eine höchstmögliche Verträglichkeit gerade auch für Allergiker zu gewährleisten.
Wenn derartige Präparate vom Allergiker toleriert werden, sind sie auch für jeden nichtallergischen Verbraucher optimal verträglich und helfen zuverlässig ohne zu schaden!
Eine derartige optimale Verträglichkeit ist mit Tabletten oder Dragees sowie mit aromatisierten Brausepulvern auf keinen Fall zu erbringen, da bei diesen Darreichungsformen immer Zusatzstoffe z.B. zur besseren Schmierung der Tablettiermaschinen (!), Farben zur Verbesserung der Optik oder Aromastoffe zur Verbesserung des Geschmacks einzunehmen sind.
Betroffene wissen, daß z.B. im Einzelfall auch gesunde unbehandelte Stoffe wie natürliche Milch oder Weizen Allergien auslösen können, obwohl diese reinen Naturstoffe eigentlich auch als hypoallergen anzusehen sind.
Solche Naturstoffe wurden jedoch z.B. durch eine Darmpilz- oder Amöbenerkrankung mit einer maximal gestörten Verdauungstätigkeit plötzlich zu Allergenen.
Auslösend kann jedoch letztendlich auch ein Mangel an einem bestimmten orthomolekularen Spurenelement im Körper sein.
Nach schwerer Krankheit, im Streß oder z.B. unter besonderen Sportbelastungen stärken zusätzlich genommene hypoallergene Spurenelemente, Vitamine und Mineralstoffe die persönliche Leistungsfähigkeit und das körperliche Wohlbefinden.
Qualitativ hochwertige Nahrungsergänzungen sind in der Regel über eine Apotheke oder über den Therapeuten zu beziehen.

Einführung

Bei der Frage nach der Dauer und dem Umfang einer hypoallergenen orthomolekularen Therapie muß man sehr individuell seine eigene Philosophie entwickeln.

- Will ich nur kurzfristig Störungen z.B. der Muskel- oder Organfunktion oder eine Allergie ausgleichen?
- Will ich mittelfristig meine hormonelle Regulation und geistige Leistungsfähigkeit optimieren?
- Will ich nur im Herbst und Spätwinter meine Infektabwehr verbessern oder will ich sie optimieren?
- Will ich meine Grundregulation dauerhaft so optimieren wie der Entdecker orthomolekularer Zusammenhänge, der zweifache amerikanische Nobelpreisträger Linus Pauling, der ca. 50 Jahre lang täglich große Mengen hypoallergener orthomolekularer Therapeutika zu sich nahm und bei guter Gesundheit 93 Jahre alt wurde!

Je mehr man seine persönliche körperliche Leistungsfähigkeit und Lebensfreude in den Vordergrund stellt, desto eher wird man längerfristig zu hypoallergenen orthomolekularen Nahrungsergänzungen greifen.
Je höher die Streßbelastung ist, oder je mehr Fast food und Kantinenkost sich nicht vermeiden lassen, desto notwendiger ist eine hypoallergene orthomolekulare Therapie mit Nahrungsergänzungen.

Eine andere häufige Frage lautet: Sind Mischungen besser oder Einzelstoffe?
Wer die chemischen Reaktionen ein wenig kennt, weiß, daß diese in Gemischen meistens nur durch Zusatzstoffe oder große Verdünnungen im trockenen Milieu sicher zu unterbinden sind.
Auf der anderen Seite sind Einzelstoffe viel besser und gezielter zu dosieren. Das wird auch von der wissenschaftlichen Pharmakologie immer wieder betont.
Bei der Wahl eines *Spurenelemente*-Produktes kann man u.U. zunächst auf einen Komplex aus verschiedenen Elementen zurückgreifen, weil die Verdünnung aller Stoffe sehr groß ist und Interaktionen wenig zu erwarten sind. Die weitere Therapie sollte jedoch besser zielgenau nach bioenergetischer Testung mit Einzelsubstanzen erfolgen.

EINFÜHRUNG

Und welche Substanzen soll man nehmen / verordnen?
Das geht u.a. aus den folgenden Darstellungen im Zusammenhang mit den geschilderten Störungen hervor. Dabei kann man sich z.B. an Schmerzsyndromen oder Muskelstörungen wie unten beschrieben orientieren.
Wer Angewandte Kinesiologie – **AK** – beherrscht, hat die Möglichkeit, über Mineralstoff-Meridian-Muskel-Organbeziehungen sowie über Therapielokalisationen Störfelder aufzuspüren oder an ausgesuchten Chakren die jeweiligen optimalen Therapeutika austesten. Wieder andere führt der Bio-Tensor zum Ziel.
Für Interessierte und Betroffene ohne Kenntnis bioenergetischer Testverfahren wie z.B. auch Bioresonanz oder Biotensor ist ein bioenergetisch versiert testender Therapeut, der sie individuell betreuen kann, die optimale Hilfe auf der Suche nach den benötigten hypoallergenen orthomolekularen Therapeutika.
Es sei hier nachdrücklich darauf hingewiesen, daß **hoT**-Produkte jederzeit auf Wunsch auch ohne Kapsel zum Beispiel in einem Getränk aufgelöst oder mit Speisebrei aufgenommen werden können.
Nahrungsergänzungen ergänzen die Nahrung! Deshalb ist es gar nicht notwendig, durch chemische Verfahren die Auflösung von Kapseln zu erschweren!
Da es sich meist um chemische Reinsubstanzen handelt, kann bei entsprechender Dosierung eine optimale Verträglichkeit erwartet werden.

Dosis-Empfehlung allgemein

In den Therapie-Tabellen genannte Dosierungen beziehen sich auf Kapseln, die jeweils etwa die doppelte bis dreifache Tagesdosis nach den Empfehlungen der Deutschen Gesellschaft für Ernährung – DGE – enthalten. Kurzfristig kann bei fast allen Stoffen ein Vielfaches der Empfehlungen genommen werden, um schneller einen schon länger bestehenden Mangel auszugleichen. Auch kurzfristige Überdosierungen schaden selten, weil der Körper sie ggf. zügig wieder ausscheidet.

Von Hahnemann über Schüsslers Biochemie zu Linus Pauling

Die Geschichte der Orthomolekular-Therapie geht bei Beobachtung naturheilkundlicher Therapieansätze weit zurück. Schon Samuel Hahnemann hat mit der hypoallergenen orthomolekularen Therapie – **hoT** – gearbeitet, ohne daß sie so genannt wurde.

Er arbeitete zum Teil orthomolekular, weil es sich auch damals bei dieser Therapie um die „richtigen Moleküle" zur Behebung der Regulationsstörungen des energetisch gestörten Körpers handelte.

Diese Moleküle waren schon deshalb auch hypoallergen, weil es zu jener Zeit kaum Allergien gab. Zum anderen wurden damals lediglich arzneiliche Wirkstoffe in Verbindung mit den Mischungskomponenten reines Wasser, Alkohol, Pflanzenöl, natürliches tierisches Fett oder Milchzucker eingesetzt.

Der geniale Oldenburger Arzt Dr. Wilhelm Heinrich Schüßler suchte im Rahmen seiner homöopathischen Therapie nach einfacheren kausalen Therapieansätzen bei der Behandlung chronisch Kranker.

Seine Zeit war wissenschaftlich geprägt u.a. von der Cellular-Pathologie des großen deutschen Pathologen Dr. Rudolf Virchow, der an der Charité in Berlin lehrte und arbeitete. Auch Virchows Denkansätze liessen die Interpretation von Krankheit als Störung durch fehlende oder überflüssige Stoffe in den Geweben als Ursachen für pathologische Entwicklungen zu.

Auf seinem Wege fand Schüßler die noch heute wichtigen und gebräuchlichen Schüßler-Salze, die sich neben den orthomolekularen Eigenschaften durch die Wirkungsverstärkung ihrer Homöopathisierung auszeichneten.

Bei genauerer Betrachtung der chemischen Elemente der von ihm favorisierten Salze kommen wir schnell zu den auch heute oft eingesetzten Grundstoffen.

Diejenigen Substanzen, die aktuell seltener als Elemente oder Moleküle in der **hoT** zur Anwendung kommen, werden durch unsere geänderten Lebens- und Ernährungsgewohnheiten (leider oft ungewollt) heute im Überfluß aufgenommen.

Dazu gehörte z.B. das Phosphat, das als Namensgeber der hyperkinetischen Kinder als sogenannte „Phosphaties" in den 70er Jahren unrühmlich bekannt wurde. Der Name ist zwar inzwischen scheinbar aus dem

öffentlichen Bewußtsein verschwunden. Die Zusammenhänge bestehen jedoch fort und sind leider nicht nur monokausal mit Phosphat verknüpft. Dazu gehörte auch das Sulfat, das heute häufig in Form von chemischen Zusatzstoffen, z.B. bei geschwefelten Früchten oder Weinen in der Ernährung anzutreffen ist und eine hohe allergene Potenz entwickeln kann.
Die Reihe der von Schüßler erfolgreich eingesetzten Therapeutika reicht von Mineralstoffen wie Calcium, Kalium oder Magnesium bis zu den Spurenelementen wie Jod, das wir als Schilddrüsenmittel schätzen oder Lithium, das wir heute bei Anfallsleiden oder neurologischen Störungen auch schulmedizinisch geben.
Das heute allbekannte Zink gehörte genauso dazu wie Mangan oder das auch heute noch von der Schulmedizin verkannte Siliciumdioxyd, das der Naturheilkundige gern bei Bänderschwäche, chronischen Entzündungen oder verschiedenen Hauterkrankungen gibt.
Kupfer als Spurenelement des Leberstoffwechsels und Regulator bei Entzündungen wurde ebenso verordnet wie das für die Blutbildung lebenswichtige Eisen als Ferrum phosphoricum.
Sowohl Arsen als auch z.B. Aluminium sind heute aus der Therapie weitgehend verschwunden. Das hängt sicher neben der heute veränderten Lebensweise mit vielen Aluminiumverpackungen und Folien ebenso zusammen wie mit der überhand nehmenden ungewollten sonstigen „Reiztherapie" aus Umweltschmutz, Streß durch Umweltlärm, Informationsüberflutung etc.
Das Arsen z.B. hatte bei Hahnemann seine positive Funktion bei der Stimulierung der Abwehr und Ausscheidung im Rahmen chronischer Erkrankungen als Reiztherapeutikum. Geschätzt wird es heute noch bei der Stimulierung des Haarwachstums, da es bevorzugt mit der Haarbildung ausgeschieden wird.
Arsen ist seinerzeit gewiß nicht gefährlicher gewesen als manches heute eingesetzte Therapeutikum für Herz- oder Tumorleiden, Migräne oder Potenzstörungen, das oft in Jahresfrist mit amtlich verordneten Indikationseinschränkungen brilliert!
Die moderne stoffliche Form der **hoT** hat ihre Ursachen in modernen Zeitübeln, die zunächst im High-Tech-Land USA evident wurden. Wohl deshalb legte die neuzeitlichen Grundlagen der Orthomolekularen

Therapie der US-Amerikaner und zweifache Nobelpreisträger Linus Pauling.
Die Ursachen für die heute notwendige Nahrungsergänzung mit „ganz normalen Spurenelementen, Salzen, essentiellen Fettsäuren oder Vitaminen" sind sowohl in modernen Lebensgewohnheiten als auch in modernen landwirtschaftlichen Produktionsprozessen zu sehen.
Die Ernte unreifen Obstes oder unreifer Gemüse, lange Transportwege „frischer Nahrungsmittel" und lange Lagerung sind eine Ursache für Qualitätseinbußen der Nahrungsmittel.
Die industrielle Bearbeitung vieler Nahrungsrohstoffe führt zum Teil zu einer Denaturierung lebenswichtiger Inhaltsstoffe. Oft „stören" gesunde essentielle Bestandteile und natürliche Eigenschaften bei der nahrungstechnischen Produktion und Lagerung von Nahrungsmitteln.
Die natürlichen Öle im Getreidekeimling sind z.B. die Ursache dafür, daß moderne Mehle gern voll ausgemahlen und von äußeren Hüllanteilen, die mineralstoff- und vitaminreich sind, gereinigt werden. Die Öle würden bei längerer Lagerung das Mehl ranzig werden lassen, so daß es seinen Geschmack nachteilig verändert.
Die allgemeine Mineralstoffverarmung unserer modernen Kost ist jedoch hauptsächlich auf die in Mitteleuropa überall anzutreffende Mineralstoff-Auswaschungen der Böden zurückzuführen.
Diese hat ihre Ursache im Sauren Regen, der langfristig die Böden auslaugt und lebenswichtige Mineralien mit dem Oberflächenwasser und Grundwasser fortschwemmt.
Einseitige Überdüngung der Böden sichert zwar noch landwirtschaftliche Erträge, zerstört jedoch langfristig neben der Bodenstruktur die biologische Hochwertigkeit der darauf wachsenden Nahrungsmittel-Rohstoffe.
Nicht zu vernachlässigen sind bei der modernen Dysbalance des orthomolekularen Bedarfes auch die umwelttoxikologischen Einflüsse von Wohnung, einseitigen Ernährungsgewohnheiten und Arbeitsplatz.
Wer ständig an neuen Computern arbeitet, wer in mit Vinyltapeten ausgestatteten Räumen leben muß, wer viel aus Plastikware und Vergleichsprodukten speist, wer für Foliengerichte schwärmt oder auch Folienkäse bevorzugt, erzeugt einen maximalen chemischen Streß in seiner Grund-

regulation. Er nimmt dauernd unbewußt fettlösliche Weichmacher aller Arten in sich auf und zerstört dadurch langfristig sein (fettreiches) Nervensystem bis hin zu seinem Hormonsystem und der Nebennierenrinden-Regulation!
Zusätzlich belastend: Der durchschnittliche Deutsche ißt heute jährlich ca. 13 kg chemischer Zusatzstoffe wie Farben, künstliche Aromen, Schönungsmittel, Rieselhilfen, Emulgatoren und sonstige diverse E-Stoffe in Nahrungs- und Genußmitteln sowie in den ärztlich reichlich verordneten Medikamenten.
Dieser hohe Chemikalienkonsum ist eine logische und wahrscheinliche Ursache sowohl für die sprunghafte Zunahme von Allergien, wie wir sie nach der Wende im Bereich Bitterfeld und Leuna amtlich bestätigt finden; aber sicher auch für die zunehmende Entwicklung chronisch-entzündlicher Darmerkrankungen oder der Refluxkrankheiten.
Aus dem Gesagten leitet sich die dringende Notwendigkeit einer Reduktion solcher Stoffe in der Nahrungskette zwingend ab.
Wo immer hypoallergene Alternativen zur Verfügung stehen, sollten sie im ureigensten Interesse des Verbrauchers für die Ernährung oder Therapie genutzt werden.
Das gilt z.B. für eine Candida-Therapie mit Nystatin, das jeder gutwillige Apotheker kostengünstig hypoallergen ohne jegliche Zusatzstoffe im Auftrag seiner Ärzte für seine Kunden verkapseln kann.
Haben Sie sich einmal die Mühe gemacht zu prüfen, ob die von Ihrem Arzt eingesetzten Darm-Antimykotika tatsächlich zuckerfrei sind und welche Zucker sich hinter der jeweiligen Nomenklatur in der Beschreibung des Inhalts tatsächlich verbergen?

Bei der Frage nach der Dauer und dem Umfang einer hypoallergenen orthomolekularen Therapie – **hoT** – muß man individuell seine eigene Philosophie entwickeln:

- Will ich nur kurzfristig einen hochfieberhaften Infekt mit bis zu 250 mg Zink pro Tag kupieren
- Will ich nur kurzfristig Störungen z.B. der Muskel- oder Organfunktion oder eine Allergie mit 1500 mg Calcium täglich ausgleichen?

- Will ich mittelfristig meine hormonelle Regulation, Infektabwehr oder meine geistige Leistungsfähigkeit mit der 6fachen Tagesdosis Spurenelementen und Omega-Fettsäuren optimieren?
- Will ich nur im Herbst und Spätwinter meine Infektabwehr verbessern oder will ich sie langfristig optimieren?
- Will ich meine Grundregulation dauerhaft so optimieren wie der Entdecker orthomolekularer Zusammenhänge, der Amerikaner Linus Pauling, der ca. 50 Jahre lang täglich große Mengen hypoallergener orthomolekularer Therapeutika zu sich nahm und bei guter Gesundheit 93 Jahre alt wurde! Er hat stets auf Tabletten und Dragees verzichtet, weil ihm schon sehr früh aufgefallen war, daß die von ihm angestrebten hohen Dosen durch die dann gleichfalls hohen Dosen der Zusatzstoffe unverträglich und unverdaulich wurden.

Ernährung

Alle bekannten Stoffwechselvorgänge in unserem Körper laufen letztendlich in einer wässrigen Lösung ab. Dazu gehört z.B. auch der Stoffwechsel der über die Nahrung aufgenommenen oder selbst hergestellten eigentlich wasserunlöslichen Fette wie des Cholesterins.
Dabei zergliedert unsere Verdauung beim Abbau von Nahrungsmitteln in unserem Körper unter Einsatz zahlreicher Enzyme und Katalysator-Metall-Ionen die einzelnen chemischen Grundstoffe wie Zucker, Stärke und Eiweiße oder Fette.
Hilfreich sind dabei Darmbakterien, mit denen wir, soweit es sich um eine gesunde Darmflora handelt, in einer Symbiose, das heißt zum gegenseitigen Nutzen zusammenleben und -arbeiten!
Unser Körper ist aus einer Vielzahl verschiedener mineralischer und organischer Grundstoffe aufgebaut, die der Geist beseelt.
Zu den bekannteren Stoffen gehören Substanzen wie Magnesium, Calcium oder Kalium, aber auch weniger bekannte wie Zink oder Molybdän, ungesättigte Fettsäuren oder Eiweiße, Vitamine und vor allem das Wasser!
Wasser ist lebenswichtig als Lösungsmittel für den Stofftransport und für die elektromagnetische Informationsübertragung im Körper. Wie wichtig reines Wasser zum Leben ist, sollten wir uns immer wieder klar vor Augen führen!
Daß wir unsere Körperflüssigkeit heute leider oft bewußt oder unbewußt mit vielen unverdaulichen Stoffen verunreinigen oder gar vergiften wird jedoch beim Essen von Fast Food und industriellen Fertigprodukten gern übersehen.
Wir wundern uns nur über die rasante Zunahme der Allergien und chronischen Erkrankungen wie z.B. Magenübersäuerungen und Speiseröhrenstörungen!

Dabei stellt sich die Frage, was verursacht eigentlich Allergien oder Unverträglichkeiten?
Bei gesunden Darmverhältnissen besteht ein Gleichgewicht zwischen dem Abbau der Nahrungsstoffe, der Aufnahme aus dem Darm, dem Transport und der Verstoffwechselung in der Leber sowie einer geregelten Ausscheidung über den Darm, die Nieren, die Lunge oder die Haut.

Bei Frauen bestehen zusätzliche Ausscheidungswege. Das sind z.B. die Monatsblutung, eine vermehrte Scheidensekretion oder die Milchsekretion der Stillenden, bei der (leider) auch Umweltgifte wie PCB u.ä. ausgeleitet werden können.
Durch eine Schwangerschaft kann z.B. vor allem das Erstgeborene oft erhebliche Schwermetallbelastungen durch Amalgam-Quecksilber der Mutter mitbekommen. Bei einem solchen Kind ist eine allergische Erkrankung wie Neurodermitis oder Asthma oft vorprogrammiert.
Die Ursachen von Unverträglichkeiten auf Nahrungsmittelbestandteile können jedoch weit vielfältiger sein.
Der Auslöser kann ein Parasitenbefall des Darmes, aber z.B. auch ein lange zurückliegender Virusinfekt, eine Nierenbeckenentzündung oder eine Eierstockentzündung sein, die mit Antibiotika behandelt wurden. Die zerstörte Darmflora ist dann der Ausgangspunkt für eine Allergieentwicklung und zur Entwicklung einer Neurodermitis, einer Psoriasis, einer Akne vulgaris oder Colitis ulcerosa!
Dies ganz besonders, wenn statt einer umfassenden Darmsanierung mit Symbioselenkung und Kostumstellung langfristig z.B. bei der Akne nur mit Antibiotika oder bei der Colitis mit Dauer-Cortison und Krebsmedikamenten therapiert wird.
Ursächlich kann jedoch auch eine Verletzung durch Unfall oder Operation sein, die Narbenbildungen hinterlassen haben, die sich in der langen Zwischenzeit zu sogenannten Störfeldern entwickelt haben.
Bei Beginn einer chronischen Krankheit haben sich diese Störungen nach außen durch die aktuellen Anzeichen bemerkbar gemacht.
Derartige äußeren Anzeichen können schlechter Schlaf, Mattigkeit, Unlust, Leistungsknick oder mangelnde körperliche Belastbarkeit sein – was oft auf das zunehmende Alter geschoben wird. Häufig sehen wir dann auch ein Darm-Resonanzsyndrom.
Vielleicht wissen Sie schon lange, daß verschiedene Speisen oder Gewürze nicht gut vertragen werden, daß der Bauch nach einem Kaffee mit Torte immer drückt und übervoll ist, obwohl Sie nur ein Stück gegessen haben?
Solche Anzeichen sind Hinweise auf Nahrungsmittelunverträglichkeiten, wie sie sich unter Dysbiosen und Mineralstoffstörungen heute oft einstellen.

Akut reagiert der Körper dann regelmäßig auf belastende Zusatzstoffe in der „Normalkost", wie sie heute leider allgemein üblich sind, mit dem „Blähbauch".

Gut und gesund ist alles, was frisch vom Erzeuger ohne fabrikmäßige Behandlung auf Ihren Tisch kommt.

Gesund ist, was ungespritzt bzw. unbehandelt (begast, ozonisiert, bestrahlt, gefärbt, homogenisiert etc.) ist.

Sie sollten Ihre Speisen möglichst schonend frisch zubereiten durch Dünsten, Kochen, Grillen oder Backen.

Schonende Konservierungsformen im Haushalt sind Trocknen, Schockgefrieren und milchsaure Gärung durch mildes Einsalzen z.B. von Kohl (Sauerkraut), Gurken (Salzgurken) oder saure Schnittbohnen.

Die Ernährung sollte stets ausgewogen sein, d.h. sie soll viel Frischgemüse und Frischobst mit hohem Rohfaseranteil zur Verbesserung des Stuhlgangs enthalten.

Weniger Fleisch in der täglichen Kost ist zu begrüßen. Eiweiß aus naturnahen Frischmilchprodukten und Fisch ist optimal! Homogenisierte Milchprodukte wie auch H-Milch sind häufige Allergieauslöser.

Als Sättigungsgrundlage kommen gute nicht überdüngte Kartoffeln, frisch zubereitete Mehlspeisen aus naturbelassenen Getreideprodukten (ohne Talkum o.ä. als Rieselhilfe und Antiklump-Behandlung!) sowie Teigwaren mit Natursauer oder Naturhefe als Triebmittel infrage.

Der Fettbedarf kann z.B. bei fleischarmer Kost mit Butter und reichlich Sahne sowie kaltgepreßten, nichtraffinierten Ölen aus Oliven, verschiedenen Nußarten oder auch Distelöl und Lein gedeckt werden.

Zu meiden sind alle Formen von Raffinaden vom Zucker über Feinmehl bis Öl, weil sie stets zur Verbesserung der Haltbarkeit mineralstoffarm und faserarm, sowie zusätzlich mit Bleichmitteln, Stabilisatoren, Emulgatoren, Geschmackskorrigentien oder künstlichen Aroma- und Farbstoffen hergestellt sein können.

Zu meiden sind alle Formen von Fertiggerichten, weil sie durch o.g. Zusätze geschönt und haltbar gemacht wurden.

Erinnern Sie sich, wie ein selbst gebackener eingefrorener Obstkuchen nach dem Auftauen aussieht? Der fertig Gekaufte macht nach dem Auftauen viel mehr her – aber u.U. auch viel mehr kaputt in Ihrem Darm und Ihrer Grundregulation.

Ernährung

Alle Formen von Dörrobst oder Getränken, die durch Zusätze wie Schwefel oder schwefelige Säure konserviert wurden, sind aus gesundheitlichen Gründen abzulehnen.
Alles was nicht dem „Deutschen Reinheitsgebot" entspricht, kann für den Empfindlichen gesundheitlich bedenklich sein.

Unbehandelt und frisch – vom Erzeuger auf den Tisch!

Nahrungschemie-Verbrauch 1998

Der durchschnittliche Deutsche verzehrt mit der „Normalkost" und seinen Medikamenten pro Jahr ca. 13 kg zugelassene Nahrungsmittelchemie, von der die Lübecker Verbraucherberatung in einer Pressemitteilung im März 1999 sagt, daß ein Teil dieser Substanzen erwiesenermaßen als krebserregend einzustufen sei!
Der aktuelle Verzehr von Nahrungschemikalien liegt inzwischen bei ca. 25 kg pro Kopf im Jahre 2002 bei weiter steigenden Allergieraten.

Fasten und F.-X. Mayr

Von Alters her kennt die Menschheit das Fasten. In Urzeiten wohl eher der Not gehorchend, wurde das Fasten vor mehr als zweitausend Jahren als sinnvolle Phase der Körperentschlackung kultiviert.
Die oft damit einhergehende Euphorisierung, das heiß die innere Hochstimmung, die sich bei gut geführtem Fasten oft einstellt, hatte und hat auch heute noch einen Glaubensbezug in verschiedenen Kulturen und Religionen.
Heute schätzen wir am Fasten die Möglichkeit, kurzfristig gezielt Stoffwechselschlacken aus dem Körper zu eliminieren sowie neben der körperlichen eine bewußte geistige Reinigung herbeizuführen. Der Fastende sieht alles klarer, bewußter; und ist damit auch eher bereit, Dinge des Alltags zu ändern.
Diese Entschlackung steht auch im Vordergrund bei der F.-X.Mayr-Kur. Dabei kommt es durch die Darmreinigung mit Magnesiumsulfat sowie durch die eingeschränkte Kostform mit altbackenen Brötchen und Milch, die beide sehr intensiv nacheinander zu kauen sind, zu einer allgemeinen Stärkung und Reinigung von Darm, Geist und Körper.
Das Ganze wird unterstützt mit einer qualifizierten Bauchmassage durch einen geschulten erfahrenen F.-X.Mayr-Therapeuten.
Probleme, die sich sowohl unter der Fastentherapie als auch unter der Mayr-Kur einstellen können, haben häufig ihre Ursache in einer Mineralstoff- und Spurenelemente-Störung, die vor Behandlungsbeginn nicht hinreichend ausgeglichen wurde.
Es ist bei Verfahren, die tief in die Regulation des Körpers eingreifen, stets zu berücksichtigen, wie gesund und ausgeglichen der Kurende vor Behandlungsbeginn ist.
Im Zweifelsfall sollte stets etwa 3 Monate vor einer solchen Therapie eine bioenergetische Untersuchung der Mineralstoffbilanz durchgeführt werden. Dabei kann man z.B. mit der AK die sogenannten Hormonellen Regelkreise untersuchen, um sodann den Ausgleich der festgestellten Defizite herbeizuführen.
Ein erfahrener Behandler wird nie ungeprüft einen Patienten zum Fasten oder „May´ern" animieren, weil er diese Zusammenhänge aus Theorie und Praxis kennt.
Vorsicht ist geboten, wenn vorschnell ohne entsprechende Untersuchungen und Therapeutenerfahrung derartig eingreifende Verfahren in die Thera-

pie eingeführt werden sollen. Eine Richtschnur zur Vorbehandlung kann z.B. aus dem Therapieschema der Hormonellen Regelkreise am Ende des Leitfadens abgeleitet werden.
Dabei sind sowohl die Mineralstoffe als auch die Spurenelemente und Vitamine sowie die ungesättigten Omega Ω-3- und Omega Ω-6-Fettsäuren schon vor der Kur zu berücksichtigen.
Je nach Umweltstreß durch Wohngifte von Teppichen und Tapeten oder Arbeitsplatzbelastungen z.B. durch Computer- oder Kopierer-Ausdünstungen sind die ungesättigten Omega Ω-3- und Omega Ω-6-Fettsäuren auch nach einer Kur als Dauerschutz des Nervensystems und der Grundregulation vorzusehen.
Eine gezielte Untersuchung und bioenergetische Testung der **hoT** durch den erfahrenen Therapeuten ist im Rahmen einer jährlichen Vorsorgemaßnahme auch für den scheinbar Gesunden der beste Schutz gegen Krankheiten.

Gesundheit ist mehr als fehlender Schmerz –
Gesundheit ist Lebensfreude!

SÄURE-BASEN-GLEICHGEWICHT

In der folgenden Tabelle ist nachzulesen, wie wir über unsere Nahrung das Gleichgewicht von Säuren und Basen in unserem Körper beeinflussen können.

Aber warum und wofür ist das wichtig?
Entzündungen laufen z.B. immer in einer sauren Umgebung unter Erzeugung saurer Stoffwechselprodukte ab. Wer also eine chronische Entzündung hat, wird stets reichlich saure Stoffwechselschlacken produzieren. Die Ausscheidung dieser Säuren ist jedoch oft gestört.
Nach einem akuten Infekt wie z.B. einer Grippe kann es ebenfalls wegen fehlender Spurenelemente wie Zink oder Cobalt zu einer dauerhaften Verschiebung unseres inneren Säure-Basen-Gleichgewichtes kommen.
Die körpereigene Regulation des Säure-Basen-Gleichgewichtes geschieht über die Abatmung von Kohlendioxyd durch die Lunge, über die Ausscheidung durch die Haut als Schweiß und über die Nieren mit dem Urin.
Bei einer Störung des Säure-Basen-Gleichgewichtes werden in einem stark sauren Urin reichlich Puffer-Mineralien ausgeschieden, die dem Körper dann langfristig fehlen.
Zur inneren Pufferung eines solchen Ungleichgewichtes baut der Körper Knochenmasse ab, um vor allem durch Calciumphosphat bzw. -carbonat die überschüssige Säure im Blut zu neutralisieren.
Dieser regulative Zusammenhang ist eine oft vernachlässigte Ursache für die immer mehr zunehmende Osteoporose in der Bevölkerung, die unter Normalkost mit Cola heute auch schon in jungen Jahren auftreten kann!
Hormonelle Regulationsstörungen, Spurenelementemangel in Verbindung mit Fehlernährung, Dysbiose des Darms, Rauchen, Alkoholgenuß, Cola, Streß und zu wenig sportliche Betätigung können zusätzliche Osteoporose-Auslöser sein.
Den Ausgleich des Säure-Basen-Ungleichgewichts können wir zum Teil über eine gezielte Umstellung unserer Ernährung erreichen.
Eine Therapie nach F.-X. Mayr mit einer milden Ableitungsdiät nach Dr. E. Rauch ist in solchen Fällen auch für eine kurzfristige Darmentlastung, zur Entgiftung und zur Symbioselenkung angezeigt.
Bei Vorliegen einer chronischen Erkrankung reicht eine Kostumstellung jedoch oft nicht aus. Deshalb sollte man zur hypoallergenen orthomolekularen Therapie greifen und z.B. Mineralstoffe in Form von Calcium-

oder Magnesiumcarbonat regelmäßig bis zu einer grundlegenden Besserung der Urin-pH-Werte zu sich nehmen.
Über den Tag wechselnde pH-Urin-Werte zwischen pH 6,0 bis pH 8,0 sind für eine optimale Funktion unserer Organe und Gewebe unerläßlich, weil viele lebenswichtige Enzym- und Hormonsysteme pH-abhängig gesteuert werden. Das gilt insbesondere für die Entgiftungsfunktionen des Körpers!
Allgemein bekannt ist z.B., daß der Speichel normalerweise alkalisch mit pH 8,0 ist. Entgegengesetzt ist die saure Magensäure mit pH-Werten bis 1,0 zusammengesetzt, während im Dünndarm wieder beim Zufluß von Galle und Bauchspeicheldrüsensekret ein basischer pH-Wert von ca. pH 8,0 herrschen sollte. Der Dickdarm ist normalerweise leicht basisch bis neutral mit pH 7,0.
Zur einfachen pH-Kontrolle im Körper ist es wichtig, die Säureausscheidung im Urin mehrfach täglich mit pH-Säureteststreifen zu kontrollieren. Dabei sind Werte von pH 5,0 bis 6,9 sauer, der Wert von pH 7,0 ist der Neutralpunkt, während pH 7,1 und darüber liegende Werte basisch sind. Das Therapieziel bei der Säure-Basen-Therapie ist ein im Tagesverlauf wechselndes pH-Profil mit Werten zwischen pH 6,2 bis ca. pH 8,0.
Bei einer biologisch ausgeglichenen pH-Kurve ist der Morgenurin meist sauer, wird ca. 2 Stunden nach dem Frühstück basisch bis pH 8,0, um gegen Mittag wieder sauer zu werden. Ca. 2 Stunden nach dem Mittagessen kommt es abermals mit dem sogenannten Basenfluten zu basischen pH-Werten über pH 7,0, die gegen Abend wieder unter pH 7,0 absinken können.
Im Zuge einer solchen über den Tag schwankenden pH-Wertkurve ist für alle Enzym- und Hormonsysteme des Körpers wiederholt eine optimale Funktionsfähigkeit sichergestellt.
Dadurch optimieren wir die Entschlackung des Körpers und vermeiden Blockaden!
Eine derartige pH-Optimierung ist die sanfteste und beste regulative Allergie-Therapie!
Das zeigt sich z.B. kurzfristig daran, daß durch eine Verschiebung eines langfristig zu sauren pH-Wertes des Urins in den Basenbereich eine Pollinosis, d.h. ein Heuschnupfen oder andere Allergien weniger stark belasten.

Im günstigen Fall kann eine Allergie sogar durch die Gabe von Calcium-Magnesiumcarbonat ca. 10 Kapseln / Tag für mehrere Tage mit reichlich Flüssigkeit, in Kombination mit Zink hoch dosiert für 10 Tage ca. 200 mg, eventuell zusätzlich mit Vitamin C 500 bis 1000 mg oder mit zusätzlicher Echinacin-Urtinktur-Gabe völlig abklingen!
Eine solche „Wunderheilung" regelt der Körper gelegentlich innerhalb von wenigen Minuten bis Stunden!

Diese Zusammenhänge werden in dem Abschnitt zur Orthomolekularen Schmerztherapie ab Seite 154 umfassender beschrieben.

NÄHRSTOFF-TABELLE SAUER-BASISCH

Saure Nahrungsmittel	Basische Nahrungsmittel
Ananas	Avocados
Aubergine	Bananen
geschwefeltes Backobst	Birnen-Dicksaft
Beerenobst	Blumenkohl
Blatt-Kohlarten	Buchweizen
Bohnen	Butter / Schmalz
Brokkoli	Fette Ente
Feinmehle aller Art	Fette Gans
Fertigbackwaren	Fettes Fleisch
Fertiggerichte	Fettes Lamm
Fertignudeln	Fettes Rind
Gurken	Fettes Schwein
Hühner-Brust	Gerste
Kaffee	Hafer
Knoblauch	Hirse
Kuchen	Kaltgepreßte Öle
Magere Fischarten	Karotten
Margarine	Kartoffeln
Mageres Rind	Mais
Meerrettich	Nüsse aller Art
Melonen	Paranüsse
Nutella	Pistazien
Pfeffer	Reife Bohnen
Pralinen	Reife Erbsen

Nährstoff-Tabelle sauer-basisch

Saure Nahrungsmittel	Basische Nahrungsmittel
rote Beete	Reife Linsen
Salat	Reife Oliven
Schokolade	Roggen
Sirup / Honig	Sahne / Naturmilch
Tomaten	Sellerie
Truthahn-Brust	Spargel
Weißbrot	Spinat
Weißer Thunfisch	Vollkorn-Flocken
Zitrusfrüchte	Vollkornbrot
Zucchini	Vollkornmehle
Zucker	Vollreife Äpfel
Zwiebeln	Weizen

Was kennzeichnet hoT-Qualität?

Hypoallergene orthomolekulare Therapeutika bzw. Nahrungsergänzungen zeichnen sich durch eine sehr gute Verträglichkeit der Präparate aus.
Dies trifft in mehr als 95 % der Fälle auch für die Einnahme durch hochempfindliche Allergiker zu!

Gesunde Nahrungsergänzungen zeichnen sich durch folgende Merkmale aus:

1 Reine Einzelsubstanzen oder Gemische weitgehend gleicher Reaktionspartner wie z.B. Carbonate, Hefen, Öle.
2. Als Dosiseinheit kommen nur ungefärbte, durchsichtige, hypoallergene Kapseln aus Gelatine oder vegetarischer Hypromellose zum Einsatz!
3. Die Kapselfüllung wird z.B. nur mit natürlichem Inulin oder Acerolapulver sichergestellt. Oft handelt es sich um reines Granulat bzw. Pulver.
4. Alle Inhaltsstoffe sind voll deklariert, d.h. alles, was in der Kapsel enthalten ist, kann auf der Packung nachgelesen werden!

Es kommen ausschließlich Kapseln, Pulver oder Öle ohne sonstige Zusatzstoffe zur Anwendung.
Auf Wunsch kann die Kapsel vor dem Verzehr entfernt werden. Sie sichert nur die richtige Dosierung!

Gesunde, die Gesundheit nicht belastende Nahrungsergänzungen können grundsätzlich keine Tabletten, Dragees oder wohlschmeckende Getränke bzw. Pulver sein.

Gesunde Nahrungsergänzungen enthalten sicher keine:

1. Farbstoffe, Aromastoffe, Stabilisatoren
2. Tablettierhilfen, Schmiermittel für Maschinen wie Magnesiumstearat oder Talkum
3. Sonstigen belastenden chemischen E-Stoffe verschiedenster Art wie Emulgatoren oder künstliche Antioxydantien etc.
   Siehe Anhang Seite 185 bis186 Kommentierte Tabellen von E-Stoffen.

WIE TESTET UND BEURTEILT MAN hoT-QUALITÄT?

Welche Möglichkeiten bieten sich dem Therapeuten zur Beurteilung scheinbar ähnlicher, vergleichbarer orthomolekularer Produkte in der Praxis ?
Neben apparativen, nicht immer sicheren Verfahren wie der Bioresonanz z.B. mit Bicom oder Vega-Test, kennen wir die Angewandte Kinesiologie – AK – als Muskeltestverfahren oder den Tensor.
Die AK bietet uns neben der Unabhängigkeit von teuren Apparaten den Vorteil, daß wir einen sogenannten AK-Langzeit-Belastungs-Test durchführen können.
Dazu wählen wir z.B. einen starken Deltamuskel, der den Oberarm in der Waagerechten halten kann. Einen solchen, zuvor als normoton getesteten Muskel, konfrontieren wir mit den Schwingungen des zu prüfenden Präparates, das die Testperson in den Mund nimmt.
Bleibt der Muskel stark, kann der Untersuchte den Stoff offensichtlich tolerieren.
Der Clou des AK-Langzeittestes besteht nun aber darin, daß wir den Muskel alle 15 Sekunden nachtesten, während der Proband das zu prüfende Präparat weiter im Mund behält.
Der Test endet mit gleichbleibend starkem Muskel erst nach ca. 3 Minuten, das heißt, er endet erst nach ca. 10 Muskeltestungen.
Oder er endet früher, wenn der Deltamuskel als Zeichen für eine Unverträglichkeit weich, d.h. schwach wird!
Diese Schwäche wird ausgelöst durch belastende Zusatzstoffe in dem Präparat oder aber durch eine generelle Unverträglichkeit für den untersuchten Stoff.
Hypoallergene orthomolekulare Produkte werden im AK-Langzeittest in der Regel auch nach ca. 3 Minuten noch stabile Muskelreaktionen zeigen, während mit Farbstoffen und Aromen belastete orthomolekulare Substanzen regelmäßig Muskelschwächen auslösen.
Wenn hypoallergen hergestellte orthomolekulare Produkte auch eine Muskelschwäche auslösen, sollte man prüfen, ob es sich bei der Testsubstanz um eine Mischung verschiedener Stoffe handelt, von denen möglicherweise ein Einzelstoff vom Untersuchten z. Zt. nicht vertragen wird!
Sollte das der Fall sein, ist wieder der Erkenntnis zu folgen, daß Einzelstoffe im Zweifel stets besser testen und auch besser verträglich sind als Stoff-Gemische.

WIE TESTET UND BEURTEILT MAN hoT-QUALITÄT?

Bei hochsensiblen Patienten kann man die Kapsel des hypoallergenen orthomolekularen Produktes zum Test entfernen, um den reinen Inhalt nachzutesten.
Dabei sollte es im AK-Langzeittest dann zu keiner Muskelschwächung mehr kommen – es sei denn, der Proband hätte eine generelle oder regulative Unverträglichkeit auf den untersuchten Stoff.

AK-Langzeit-Belastungs-Test (Schema)

Leertest ➔ orale Gabe ➔ Muskeltest

➔ ➔ ➔ ➔ alle 15 Sek. Nachtest

Nach 10 Testen keine Schwächung ➔ *verträglich !*

Während des Tests Schwächung ➔ *unverträglich !*

Durch den oben dargestellten individuellen Untersuchungsgang am Patienten haben wir die Möglichkeit, die besonderen persönlichen Belastungen eines Einzelnen exakt zu bestimmen.
Während der Untersuchung muß der Proband die Testsubstanz die ganze Zeit im Mund behalten, um eine Veränderung des energetischen Gleichgewichtes testen zu können!
Der Vorteil des AK-Langzeittestes liegt vor allem darin, daß wir nicht Erkenntnisse oder Annahmen von anderen Patienten auf den Einzelnen übertragen müssen, der aufgrund seiner Lebens- und Krankengeschichte eventuell anders reagiert als die große Mehrheit der Patienten.

Hypoallergene orthomolekulare Mineralstoffe

Die hypoallergenen orthomolekularen Mineralstoffe, die mit gutem Erfolg zur Anwendung kommen, sind Calcium, Kalium und Magnesium. Natrium erhalten wir durch gesalzene Nahrungsmittel wie Wurst, Käse oder Fertigspeisen heute meistens im Überfluß.

Wenn man bei der Behandlung von Mineralstoffstörungen das Säure-Basen-Gleichgewicht mit berücksichtigt, wird man in der Regel auf die Carbonatformen der oben angesprochenen Mineralsalze zurückgreifen.

Leider sind alle reinen Mineralstoffe ohne Geschmackskorrigentien eher geschmacklos bis schlecht schmeckend, so daß sie in Reinform ungern genommen werden.

Aus diesem Grund habe ich mir seit Jahren vorgetestete Reinsubstanzen einzeln von einer Apotheke hypoallergen verkapseln lassen. Das Verfahren ist leider für den Apotheker sehr aufwendig und damit teuer.

Ansonsten waren bisher nur teure amerikanische Produkte über Importapotheken in Deutschland erhältlich, die u.a. auch nicht der deutschen Rechtslage entsprechen.

Neuerdings gibt es über die Apotheken oder im Direktversand deutsche hypoallergene orthomolekulare Produkte, die optimale Qualität mit Preiswürdigkeit verbinden. (Siehe Bezugsquelle am Ende des Buches.)

Calcium

Calcium ist nach Magnesium das wohl wichtigste Mineral im menschlichen Körper. In unserer Knochenmasse ist ca. 1 kg reines Calcium zumeist an Phosphat gebunden. Ein nur sehr geringer Anteil von ca. 1 % liegt im Serum und Gewebe gelöst vor und sorgt für eine normale Funktion der Zellen und Gewebe.
Beim Säure-Basen-Ausgleich kommt es u.U. einerseits zu einer Knochenentkalkung, andererseits können Muskelkrämpfe, Herzrhythmusstörungen oder starke allergische Reaktionen bei Calcium-Mangel auftreten.
Der Ausscheidungsweg des Calciums läuft neben der Niere auch sehr stark über den Darm sowie über die Schweißausscheidung.

Der Tagesbedarf liegt je nach Quelle zwischen 0,4 g bis 1,5 g pro Tag. Diese Menge wird mit Normalkost oft nicht erreicht.

In Deutschland wird der durchschnittliche Mindesttagesbedarf von 0,7 g reines Calcium oft auch noch unterschritten, so daß auch von daher eine mögliche Osteoporose, Wadenkrämpfe oder Allergiebereitschaft zu interpretieren sind.
Zur Therapie von Allergien bietet sich Calcium in Verbindung mit Magnesium sowie in Kombination mit Zink hoch dosiert an. Diese Mischung regelt, wenn hypoallergene Präparate gewählt wurden, das überschiessendes Immunsystem z.B. bei Heuschnupfen wieder auf ein niedrigeres Niveau ein und hilft bei Infekten.

Kalium

Dieses Mineral liegt überwiegend intrazellulär vor, d.h. es ist in den Zellen bis zu 30fach höher konzentriert und nur zu einem geringeren Anteil im Serum nachweisbar.
Die Gesamtmenge des Kaliums im Körper liegt bei etwa 150 g Reinstoff.
Da es für die Zellfunktion von allergrößter Bedeutung ist, hängen neben der Muskelkraft vor allem auch die Nervenfunktion bis hin zur Herztätigkeit eng mit einem optimalen Kaliumspiegel zusammen.
Hochdruckpatienten können u.U. den Blutdruck senken oder normalisieren, wenn sie zusätzlich Kalium zuführen.
Die Steuerung der Kaliumkonzentration läuft über die Nierenausscheidung, wobei ein Kaliummangel von der Niere nicht ausgeglichen werden kann, da eine Rückresorption aus dem Urin bei Kaliummangel nur unzureichend möglich ist.

Der Tagesbedarf liegt je nach Quelle zwischen 0,5 g bis 1,5 g pro Tag. Diese Werte werden bei Normalkost meistens nicht dauerhaft erreicht.

Gesunde Nieren regulieren im Zusammenspiel mit Mineralstoffhormonen den Kaliumspiegel bei einem eher seltenen Überschuß sehr gut herunter.
Deshalb kann unter starker körperlicher Belastung, zur Steigerung der Infektabwehr oder zur Allergiebehandlung Kalium bis zu 1,5 g pro Tag in mehreren Einzeldosen bedenkenlos zugeführt werden.

Digitalisierte Herzkranke sollten nur nach Therapeutenempfehlung zusätzlich Kalium nehmen!

Magnesium

Bezogen auf die hypoallergene orthomolekulare Therapie ist Magnesium das wichtigste und vielseitigste Mineral. Bei unserer heutigen mitteleuropäischen Normalkost kann es wegen Magnesiumverarmung der Böden durch den sauren Regen sehr leicht zu Mangelerscheinungen kommen.

Das Magnesium liegt mit ca. 25 g in Reinform im Körper vor, wobei ca. 60 % in der Knochensubstanz gebunden sind. Es hat Einfluß auf etwa 300 Enzym- und Hormonsysteme im menschlichen Körper!

In der Inneren Medizin ist es neuerdings ein sehr wichtiges Mineral, weil es sowohl die Eiweißherstellung im Körper als auch die Zellteilung positiv beeinflußt.

Inzwischen hat die gynäkologische Forschung das Magnesium nicht nur zur Lösung vorzeitiger Wehen entdeckt, sondern außerdem einen Zusammenhang zwischen optimalem kindlichen Wachstum und der Höhe der Magnesium-Blut-Spiegel gefunden.

Das heißt, daß viel Magnesium im Blut zu gesunden, kräftig entwickelten Kindern führt – und unter hypoallergener orthomolekularer Therapie ist das sogar ohne Nebenwirkungen möglich, weil man ohne irgendwelche Zusatzstoffe arbeitet!

Magnesium ist lange bekannt als muskelentspannendes Mineral, das wir gerne zur Lösung von nächtlichen Wadenkrämpfen, aber auch bei Nervosität oder depressiven Verstimmungen geben.

Ein Überschuß von Magnesium im Darm führt als Nebenwirkung zu weichen bis durchfälligen Stühlen.

Diese Nebenwirkung wird vermindert, wenn z.B. mit Magnesiumcarbonat gepuffertes Vitamin C zur Anwendung kommt. (siehe unten)

Der Tagesbedarf liegt je nach Quelle zwischen 0,3 g bis 0,7 g pro Tag. Er kann jedoch durch Magen-Darmstörungen, in der Schwangerschaft, bei Nahrungsmittelunverträglichkeiten, Arzneimittelnebenwirkungen, Nikotin, Alkohol, Streß oder Infekt noch deutlich höher liegen.

Die zusätzliche langfristige Magnesiumzufuhr sollte pro Tag zur Optimierung der Zell- und Körperfunktionen bei mindestens 300 bis 500 mg liegen.

Infekt-Tip bei Virusinfekten

Kurzfristig können z.B. bei Infekt oder Allergie 10 bis 15 Kapseln Magnesiumcarbonat pro Tag in 3 bis 5 Einzeldosen in heißer Zitrone in Verbindung mit 4 bis 5 x 50 mg Zink mit reichlich Flüssigkeit eingenommen werden. Zusätzlich können 3 bis 4 x 3 Kapseln Q 10 Vitamin C genommen werden, um die Entgiftung und Herzleistung zu unterstützen. Die Abwehr wird dadurch optimiert, so daß ein fieberhafter Infekt oft schon nach 3 bis 5 Tagen vorbeigeht.
Magnesium ist optimal auch zur Verbesserung von Herzrhythmusstörungen oder erhöhtem Blutdruck, weil es allgemein muskelentspannend und beruhigend wirkt!
Dabei kommt es üblicherweise zu keinerlei Wechselwirkungen mit eingenommenen Medikamenten, so daß ein Behandlungsversuch stets gerechtfertigt erscheint.

Merke:
Eine Grippe dauert mit Therapeut 2 Wochen, ohne Therapeut 14 Tage! – Mit der **hoT** meistens nur 1 bis 2 Tage!

Natrium

Natrium ist das verbreitetste Mineral in unserer Ernährung. Es ist Bestandteil des Kochsalzes in Verbindung mit Chlor als sogenanntes Natriumchlorid, chemisch NaCl. Im Körper sind ca. 100 g gespeichert in der Intra- und Extrazellulärflüssigkeit sowie im Blut.
Durch Natriumchlorid wird der osmotische Druck in Zellen und Geweben maßgeblich aufrechterhalten. Vor allem durch Schwitzen sowie durch den Urin wird Natrium verloren bzw. ausgeschieden.

Der mittlere Tagesbedarf wird mit 2 g bis 3 g reines Natrium angegeben. In der mitteleuropäischen Normalkost werden täglich zwischen 1,5 g bis 5,5 g zugeführt!

In jedem industriell bearbeiteten Nahrungsmittel vom Brot über den Käse bis hin zur Biobutter wird von den Erzeugern Kochsalz zugesetzt.
Gerade für Hochdruckkranke, Herzkranke oder Nierenkranke ist es wichtig, kochsalzarm zu leben.
Lediglich Sportler, Bergsteiger oder Schwerarbeiter, die viel schwitzen, haben einen zusätzlichen Bedarf an Kochsalz.
Vor sogenannten isotonen Sport- oder Fitnessgetränken ist zu warnen, da sie meist neben den notwendigen Mineralstoffen und Spurenelementen verschiedene schädliche Zusatzstoffe wie z.B. Aromen und Farben enthalten.

Hypoallergene orthomolekulare Spurenelemente

Ähnlich den Mineralstoffen oder Vitaminen sind auch die Spurenelemente von besonderer Wichtigkeit für unsere Gesundheit. Der Unterschied liegt lediglich in der Dosierung, d.h. daß wir von den Spurenelementen regelmäßig wesentlich weniger benötigen als von den o.a. Mineralstoffen oder Vitaminen.
Während wir z.B. ca. 1 kg reines Calcium in unserem Körper haben, kommen wir mit 5 mg Chrom im gesamten Körper aus. Fehlen uns jedoch längerfristig Chromsalze, führt das möglicherweise zu einer Insulinresistenz der Zellen und zur Zuckerkrankheit!
Ähnlich gravierende Folgen sind bei längerfristigem Mangel auch für andere der unten folgenden Spurenelemente bekannt.
Gerade zum Streßmanagement in Schule und Beruf ist eine optimale Versorgung mit Spurenelementen außerordentlich wichtig. Die hormonelle Regulation von Mann und Frau hängt stark von einer guten Versorgung des Körpers mit Spurenelementen und mit ungesättigten Fettsäuren ab! Kinderwunsch ist unter Mangelerscheinungen nicht zu realisieren – auch nicht durch maximale Hormongaben. Bei Prüfungsvorbereitungen, zum Abitur, im Studium und anderen Tätigkeiten, die schnelles klares Denken erfordern, ist die gekonnte Optimierung der Spurenelementeversorgung deutlich leistungsverbessernd!

Chrom

Wie schon oben erwähnt, ist das Chrom für den Zuckerstoffwechsel außerordentlich wichtig. Dabei ist zu beachten, daß mit steigendem Kohlenhydrat- und Zuckerverzehr auch der Bedarf an Chrom zunimmt.
Neben den bekannten Wirkungen wird der hemmende Einfluß von Chrom auf die Entwicklung einer Arteriosklerose diskutiert.
Ein mangelhafter Zuckerstoffwechsel der Zellen führt zu örtlichen Zellschädigungen. Lokale Zellschädigungen im Gefäßsystem sind jedoch eine der bekannten Voraussetzungen für die Entstehung einer Arteriosklerose.

Der Tagesbedarf wird mit 0,03 mg bis 0,2 mg angegeben. Die tägliche Aufnahme in Mitteleuropa bei Normalkost liegt bei maximal 0,14 mg.

Daraus ergibt sich längerfristig die Notwendigkeit für eine zusätzliche Nahrungsergänzung mit Chrom.
Intervallmäßig sollte im Frühjahr und Herbst jeweils 3 Monate lang täglich ca. 0,1 mg Chrom, das sind 100 µg Chrom, gezielt vorbeugend eingenommen werden.
Bedarfsgerecht getestet mit bioenergetischen Verfahren kann die Dosierung kurzfristig auch z.B. für 1 bis 2 Wochen 300 µg bis 600 µg täglich betragen.
Im Rahmen der Kinderwunschbehandlung sowie bei hormonellen Regulationsstörungen gehört Chrom stets zu den positiv testenden Spurenelementen. Das gilt auch bei Patienten, denen die Schulmedizin u.U. eine Chrom-Nickel-Allergie bescheinigt hat!

Eisen

Das Eisen bildet mit ca. 5 g reinem Eisen im Körper den größten Anteil der Spurenelemente. Bekannt ist der Zusammenhang mit der Blutbildung, die ohne Eisen nicht stattfinden kann.
Daneben stellt das Eisen einen wichtigen Katalysator in vielen Enzymsystemen dar, die z.B. beim Abbau sogenannter Freier Radikale erforderlich sind.
Bei Frauen im gebärfähigen Alter ist Eisen besonders wichtig, da es bei stärkeren Menstruationen leicht zu einer Blutarmut infolge von Eisenmangel kommen kann. Dabei ist jedoch stets auch eine Dysbalance anderer Spurenelemente zu bedenken!
Eisengaben in reiner Form führen oft zu einer harmlosen Verfärbung des Stuhles, gelegentlich auch zu Magen-Darmstörungen, die jedoch nach Absetzen der Präparate schnell zurückgehen.
Die alleinige Aufnahme von Eisen bei einem Eisenmangel erscheint aus naturheilkundlicher Sicht wenig sinnvoll, da oft auch andere notwendige Spurenelemente zur Eisenverwertung fehlen.
Eine Kombination mit anderen fehlenden Mikronährstoffen ist deshalb in der Regel angezeigt.
Aus diesem Grunde ist z.B. eine Angewandte Kinesiologie-Überprüfung durch einen erfahrenen Therapeuten auf weitere Spurenelemente-mangelerscheinungen meistens sinnvoll!
Die Eisenaufnahme aus dem Darm wird z.B. durch gleichzeitige Vitamin C-Einnahme deutlich verbessert!

Der mittlere Eisen-Tagesbedarf wird mit 8 mg bis 25 mg angegeben. Schwangere oder stillende Mütter benötigen bis zu 45 mg Eisen pro Tag! Die tägliche Aufnahme in Mitteleuropa bei Normalkost liegt bei ca. 1 bis 2 mg!

Daraus ergibt sich längerfristig die Notwendigkeit für eine zusätzliche Nahrungsergänzung mit Eisen vor allem für den o.a. Personenkreis.
Intervallmäßig könnte z.B. im Frühjahr und Herbst jeweils 2 bis 3 Monate lang täglich ca. 10 mg bis 30 mg Eisen zur Optimierung der Eisenversorgung eingenommen werden.
Bei längerfristiger Eisensubstitution sollte gelegentlich auch eine Serumeisenuntersuchung durchgeführt werden, um eine zu hohe Eisenzufuhr zu vermeiden.

Jod

Jod kennen wir alle als Spurenelement für unsere Schilddrüse. In der Schilddrüse wird Jod zu den bekannten Schilddrüsenhormonen verarbeitet, mit denen wir neben Blutdruck, Herzfunktion und Herz-Schlagfolge auch zum Beispiel unsere Sexualhormone sowie unsere geistige Entwicklung maßgeblich mit beeinflussen!
Bei Jodmangel kommt es zu einer Entwicklung von Knoten in der Schilddrüse, die als Kropf vor allem im süddeutschen Raum oder auch in Thüringen und Sachsen auffällig sind. Jodmangel in der Schwangerschaft kann zu einer geistigen Behinderung des Kindes führen, die man Kretinismus nennt.
Das Jod können wir in der Nahrung vor allem in Seefischen aufnehmen. Während eines Urlaubs auf einer Nordseeinsel oder an der Küste wird auch über die Atemluft Jod aufgenommen, so daß dort selbst bei geringem Fischverzehr kaum ein Jodmangel entstehen kann.

Das vielfach empfohlene jodierte Speisesalz ist leider subjektiv und objektiv für viele Menschen wenig gut verträglich, weil es Zusatzstoffe enthält, die den Empfindlichen krank machen können!

Bei Applied Kinesiology-Testungen mußte ich immer wieder feststellen, daß neben dem gewünschten Jod und Kochsalz offensichtlich nichtdeklarierte Zusatzstoffe sensiblen Menschen Probleme wie Fehlverdauung, Magen-Darmkrämpfe o.ä. verursachen können!

Der mittlere Jod-Tagesbedarf wird mit 0,1 mg bis 0,3 mg angegeben. Schwangere oder stillende Mütter benötigen eher 0,3 mg pro Tag!
Die tägliche Aufnahme in Mitteleuropa mit der Normalkost liegt bei ca. 0,03 mg bis 0,07 mg Jod und damit fast immer viel zu niedrig für eine auch nur annähernd ausreichende Jodversorgung!

Jod kann regelmäßig täglich zugeführt werden in Mengen von z.B. 0,1 mg bis 0,2 mg. Überdosierung führt zu innerer Unruhe und erhöhter Herzschlagfolge.
Da wir Jod gut speichern können, bietet sich als Alternative auch eine wechselnde Jodeinnahme an.
Wer ungern regelmäßig etwas einnimmt, kann z.B. jeden 2. bis 3. Tag 2 bis 3mal 0,1 mg Jod zu den Mahlzeiten nehmen oder (bei guter persönlicher Verträglichkeit) auch 0,2 mg bis 0,3 mg Jod zum Frühstück.

Kupfer

Kupfer steht in enger Wechselbeziehung zum Eisen, was besonders bei chronischen Entzündungen auffällig ist. Dabei fällt das Eisen längerfristig ab, während das Kupfer scheinbar stark ansteigt. Dieses Bild entsteht jedoch maßgeblich durch Verschiebungen der Spurenelementedepots von intrazellulär nach extrazellulär und damit in die Blutbahn.
Das Gesamt-Kupfer in unserem Körper liegt zwischen ca. 80 bis 150 mg. Eine unserer hauptsächlichen Quellen ist das Trinkwasser, das aus den vorhandenen Kupferleitungen in vielen Neubauten fortlaufend Kupfer auswäscht.
Derartige mögliche Kupferbelastungen sind jedoch relativ einfach dadurch zu vermeiden, daß man vor allem das morgendliche Tee- oder Kaffeewasser erst dann entnimmt, wenn man aus der gleichen Entnahmestelle zuvor z.B. das Waschwasser entnommen hat.
Bei Bedarf könnte eine Laboruntersuchung auf Kupfer im Morgenwasser Klarheit schaffen.
Weiteren Schutz gegen eine Kupferüberlastung gibt eine reichliche regelmäßige Zink- und Manganzufuhr in Verbindung mit Vitamin C, die eine übermäßige Kupferaufnahme im Darm ziemlich sicher unterbindet.
Bei einem Kupfermangel kommt es zu einer bestimmten Form der Blutarmut, da ohne ausreichendes Kupfer auch das Eisen vom Darm nicht in ausreichendem Maße aufgenommen werden kann.
Wenn bioenergetisch z.B. im Applied Kinesiology-Test ein Kupfermangel nachgewiesen wird, sollte u.U. eine Serumkontrolle vorgenommen werden, um die aktuellen Kupferwerte zu sichern.
Bei Infekten kann eine kurzfristige Kupfergabe hilfreich sein, bei Vorliegen einer Blutarmut ist ein Behandlungsversuch meist angezeigt.

Der mittlere Kupfer-Tagesbedarf wird mit 1 mg bis 3 mg angegeben. Die tägliche Aufnahme in Mitteleuropa mit Normalkost liegt bei ca. 1 bis 2 mg, bei Vollwertiger Kost auch höher bis 5 mg.

Eine zusätzliche Kupfergabe kann z.B. bei Anämie, hormoneller Regulationsstörung, bei chronischen Entzündungen wie Rheuma oder bei allgemeiner Infektanfälligkeit gerechtfertigt sein.
Die tägliche Gabe sollte zwischen 2 bis 4 mg für ca. 4 bis 6 Wochen liegen. Eine Kombination mit anderen fehlenden Mikronährstoffen ist meistens angezeigt.

Mangan

Das Mangan ist ähnlich wie Zink an zahlreichen enzymatischen Reaktionen beteiligt. Dem Chrom ähnlich verändert es bei Mangelerscheinungen u.a. den Zuckerstoffwechsel.
Die Gesamtmenge im Körper beträgt etwa 10 bis 30 mg beim Erwachsenen. Es kommt hauptsächlich in Vollwertprodukten und weniger im Fleisch vor, was dazu führt, daß Vegetarier in der Regel kaum einen Manganmangel entwickeln, der bei Normalköstlern oft latent vorhanden ist.

Der mittlere Mangan-Tagesbedarf wird mit 2 mg bis 6 mg angegeben. Die tägliche Aufnahme in Mitteleuropa bei Normalkost liegt bei ca. 2 mg bis 3 mg, bei vollwertiger Kost auch höher bis 7 mg.

Daraus ergibt sich die Häufigkeit von lavierten Manganmangelerscheinungen, die sich z.B. durch depressive Verstimmungen, in Denkstörungen oder auch Störungen der Knochenentwicklung und des Körperwachstums ausdrücken können. Mangan ist vor allem auch bei der chonischen Bronchitis zur Verbesserung der Immunität wichtig. Das gilt sowohl für den Raucher als auch für den Nichtraucher. Für den Zuckerstoffwechsel wird die Notwendigkeit einer regelmäßigen Mangangabe diskutiert.
Eine regelmäßige Mangangabe von 5 mg bis 15 mg pro Tag in 1 bis 2 Zyklen von jeweils ca. 2 bis 3 Monaten im Jahr erscheint sinnvoll.

Molybdän

Molybdän ist als Bestandteil eines speziellen Oxydationsenzyms bekannt. Im Rahmen der Hormonellen Regulationsstörungen ist eine mittelfristige Molybdängabe oft sehr hilfreich.
Die Molybdängesamtmenge im Körper liegt bei etwa 10 mg beim Erwachsenen. Der Tagesbedarf liegt zwischen 0,06 mg bis zu 0,5 mg.
Die starke Schwankung ergibt sich aus Beobachtungen in verschiedenen Ländern und Kontinenten, in denen die normale tägliche Molybdänaufnahme mit der Nahrung durch unterschiedliche Umweltbedingungen und Bodenarten sehr starken Schwankungen unterliegt.

Der mittlere Molybdän-Tagesbedarf wird mit 0,06 mg bis 0,5 mg angegeben. Die tägliche Aufnahme in Mitteleuropa mit Normalkost liegt bei ca. 0,06 mg bis 0,15 mg.

Im Rahmen hormoneller Regulationsstörungen ist oft eine Molybdänsubstitution für 2 bis 3 Monate zur Verbesserung der körpereigenen Regulation und Infektabwehr erforderlich.
Unter Molybdän-Substitution zeigt sich oft eine Steigerung des Denkvermögens, der allgemeinen Aktivität und der Lebensfreude.
Mindestens ein jährlicher Zyklus von etwa 2 bis 3 Monaten mit täglichen Molybdängaben zwischen 0,1 mg und 0,3 mg erscheinen nach eigenen naturheilkundlichen Erfahrungen als sinnvoll und steht mit der bekannten Literatur in Übereinstimmung.
Erst eine 50fache Molybdänüberdosierung kann langfristig Gicht verursachen.

Selen

In die Klasse der sogenannten Antioxydantien fällt das bekannt wichtige Selen. Der Gesamtkörperbestand an Selen liegt zwischen 10 mg bis 15 mg. Selen zeichnet sich vor allem auch als Neutralisator bei Schwermetallbelastungen aus, wobei es in Reaktion z.B. mit dem Amalgamquecksilber im Körper das schwerlösliche Quecksilber-Selenit-Salz bildet.
Dieser Komplex bleibt allerdings im Gewebe liegen und ist dadurch nur zeitweise neutralisiert. Kommt es zu einer neuerlichen Selenverarmung des Körpers, so können die Giftwirkungen der Schwermetalle wieder in alter Form auftreten.
Durch diese chemische Selenit-Reaktion wird die Giftigkeit von Blei, Quecksilber oder Cadmium im Nervensystem wahrscheinlich nur zeitweise wirklich abgeschwächt.
Bei Betrachtung derartiger Wechselwirkungen ist der Selen-Schutz gegen Rheuma, toxische Lebererkrankungen und Herzerkrankungen, aber auch gegen Grauen Star oder Bauchspeicheldrüsenerkrankungen leicht verständlich.
Von ganz besonderer Bedeutung ist das Selen jedoch in der Vorbeugung gegen Krebs. Dafür benötigt der Mensch etwa 0,3 mg Selen pro Tag, wie viele internationale Studien zeigen konnten. Nur die DGE als wissenschaftliche Gesellschaft für Ernährung kann in einer Zeit stark ansteigender Krebserkrankungen diese Datenlage nicht entsprechend berücksichtigen!?
Ganz allgemein kann von einer Stärkung der Immunabwehr und Verbesserung der Zellfunktion durch Selen gesprochen werden.
Selen wird über die Normalkost aufgenommen, wobei in Mitteleuropa eine starke Selenverarmung der Böden vorliegt, so daß eine ausreichende Versorgung nicht anzunehmen ist.

Der mittlere Selen-Tagesbedarf wird mit 0,05 mg bis 0,4 mg angegeben. Die tägliche Aufnahme in Mitteleuropa in Normalkost liegt bei ca. 0,04 mg bis 0,06 mg. Daraus ergibt sich die zwingende Notwendigkeit für eine regelmäßige zusätzliche Aufnahme von Selen.

Zu empfehlen sind regelmäßig 4 Wochen Seleneinnahme mit 0,2 mg bis 0,4 mg Selen pro Tag im Wechsel mit jeweils einer 4wöchigen Pause, so daß übers Jahr etwa 6 Monate lang Selen zusätzlich aufgenommen werden kann. Dies ist besonders wichtig bei Vorliegen der obigen Erkran-

kungen, aber auch z.B. bei einer umfassenden Amalgamversorgung der Zähne.
Das Quecksilber aus dem Amalgam hat bekanntermaßen eine Halbwertzeit im Nervengewebe von 20 bis 25 Jahren, d.h. daß jemand, der im Alter von 25 Jahren oder später mehr als 3 Zähne mit Amalgam versorgt hatte, mit einer fraglichen Schwermetallbelastung leben muß.
Wie hoch diese Belastung tatsächlich ist, kann man nur nach einem Dimaval-Schwermetall-Blut-Test und den entsprechenden Urinuntersuchungen sagen. Nur durch eine solche Untersuchung ist die Frage nach der Belastungshöhe im Körper sicher zu beurteilen.
Der oft zitierte Kaugummitest sagt leider gar nichts aus, weil nur untersucht wird, was beim Kauen gerade abgerieben wird.
Wer z.B. eine komplette Kronenversorgung als Zahnersatzmaterial trägt, wird im Kaugummitest keinerlei Quecksilberbefund aufweisen.
Wenn die Kronen aber z.B. auf Amalgamstümpfen aufgebaut wurden, ist der Körper unsichtbar weiter dauerhaft mit einer Quecksilberfreisetzung belastet!
Wer lange viel Amalgam trug, hat fast immer hohe Quecksilberspiegel im Körper.
Wer unerfüllten Kinderwunsch hat, sollte immer auch eine Schwermetalluntersuchung nach obigen Kriterien durchführen lassen!
Wer Quecksilber mit Dimaval ausleiten will, sollte in den letzten Wochen vor der Ausleitung Selen meiden, da es auch die chemische Quecksilber-Ausleitung durch die o.a. Komplexbildung blockiert.
Wegen seiner Eigenschaft als Antioxidanz kann Selen allein beispielsweise auch im Rahmen von Infekten oder bei einer Magenreizung erfolgreich eingesetzt werden.
Selen spielt auch eine zentrale Rolle bei der Entwicklung und Therapie der Kardiomyopathie, einer schweren ernährungsbedingten Herzkrankheit.

Zink

Mit 2 bis 3 g Zink im Gesamtbestand des Körpers ist das Zink nach dem Eisen unser zweitwichtigstes Spurenelement. Die Wechselwirkungen des Zink sind für ca. 200 verschiedene Enzyme und Hormone im Körper bekannt. Daraus wird klar, daß ein Zinkmangel sehr vielfältige Auswirkungen haben kann.
Zink wird hauptsächlich durch Fleischkonsum aufgenommen. Vegetarier leiden häufiger wegen des geringeren Zinkangebotes im Getreide, aber auch wegen Wechselwirkungen der Enzymsysteme bei der Getreideverdauung im Darm, unter Zinkmangel.
Zink-Mangelerscheinungen zeigen sich z.B. durch Haarausfall, Fruchtbarkeitsstörungen, Wundheilungsstörungen, Wachstumsverzögerungen und ausgeprägte Abwehrschwäche bzw. Infektanfälligkeit. Allergien und Ohrekzeme sprechen fast immer sehr schnell auf Zinkgabe an.

Der mittlere Zink-Tagesbedarf wird mit 5 mg bis 25 mg angegeben. Die tägliche Aufnahme in Mitteleuropa in Normalkost liegt zwischen ca. 5 mg und 15 mg. Daraus ergibt sich die zwingende Notwendigkeit für eine regelmäßige zusätzliche Aufnahme von Zink für Schwangere und stillende Frauen sowie für Kinderwunschpaare und bei neurologischen oder Muskel-Störungen.

In den USA hat die hypoallergene orthomolekulare Therapie auch ihre allgemein anerkannte Berechtigung in der Neurologie und Psychiatrie.
Gerade Zink wird oft zusammen mit Mangan gern bei unterschiedlichen Nervenerkrankungen gegeben. Bei der Behandlung von Krebserkrankungen sowie zur Stärkung der Immunabwehr ist Zink unerläßlich.
Bei der naturheilkundlichen Behandlung von Kinderwunschpaaren hat Zink neben Chrom, Jod, Mangan, Molybdän und Selen einen gesicherten Platz in meiner Praxis. Wir führen in solchen Fällen jedoch auch immer einen Schwermetalltest auf Quecksilber, Blei und Kupfer im Urin durch.
Bei erhöhten Schwermetallwerten kommt dann als ganz wichtige Therapievoraussetzung erst eine Dimaval-Schwermetallausleitung mit Mineralstoffersatz zum Zuge, ehe weitere naturheilkundliche Therapien zur Verbesserung der Hormonellen Regulationsstörungen eingesetzt werden. Chemisch definierte Hormone oder Hormonspritzen haben Kinderwunsch-

Patientinnen in meiner Praxis noch nie erhalten! Trotzdem ist unsere älteste Schwangere im 42. Lebensjahr erfolgreich entbunden worden!
Anzustreben ist eine Nahrungsergänzung mit Zink in 2 bis 3 Zyklen von jeweils 2 bis 3 Monaten pro Jahr. Dabei sind zu Beginn für 2 Woche meist 3 bis 4 x pro Tag 50mg Zink in Einzelgaben zum Essen zu geben. Die weitere Behandlung wird mit 25 bis 50 mg Zink pro Tag fortgeführt.
Zink optimiert die Infektabwehr. Deshalb ist die kurzfristige Gabe von 250 mg pro Tag bei Grippe indiziert.
Bei einzelnen Menschen führt die Zinksubstitution zu besonderer Wachheit oder sogar zu Schlaflosigkeit. In solchen Fällen sollte die letzte Aufnahme vor 16.00 Uhr liegen.
B 6 spielt mit B 5, Folsäure und B 12 sowie Zink eine wichtige Rolle im Homocystin-Stoffwechsel. Mangel führt zu vorzeitiger Alterung! Die Gesichtshaut zeigt oft zuerst den Mangel!

Merke:
Bei allergischem Augenjucken, Augenbrennen und allergischer Rhinitis, d.h. Fließnase durch Pollenflug, hilft in mehr als 90 % der Fälle kurzfristiges Kauen von hypoallergenem Zink. Öffnen Sie eine Kapsel, nehmen Sie das Pulver in den Mund und kauen Sie 5 bis 10 Minuten: Sie werden staunen, wie schnell die Symptome verschwinden!

Hypoallergene orthomolekulare Vitamine

Die Vitamine sind Stoffe, die das Leben erst ermöglichen. Der Begriff setzt sich aus „Vita" für Leben und „Amine", das sind Stickstoffe, zusammen. Es sind also Substanzen, die die Funktionen des Lebens ermöglichen – katalysieren.

Wir wissen heute, daß es sich bei diesen Stoffen meistens nicht um Amine, sondern um andere lebenswichtige organische Verbindungen handelt, die der menschliche Körper nicht selber herstellen kann.

Schon Christoph Columbus hatte erkannt, daß er bestimmte Nahrungsmittel mit an Bord nehmen müßte, um gegen die damals in der Schiffahrt gefürchtete Skorbut gewappnet zu sein.

Wie wir heute wissen, ist die Skorbut eine Vitamin C-Mangelerkrankung, der man mit frischem Obst oder Sauerkraut begegnen kann.

So gab es in der Vergangenheit eine Reihe von Erkrankungen, die auf den Mangel bestimmter Vitamine zurückzuführen sind.

Neben der Skorbut sind z.B. die Perniziöse Anämie, das ist eine Blutarmut, die bei Mangel an Vitamin B 12 auftritt, oder die Beriberi als Mangel an Vitamin B 1 sowie die Rachitis bei Vitamin D-Mangel zu nennen.

Die allgemeinen Empfehlungen der DGE sind auch bei den Vitaminen in der Regel zu niedrig angesetzt, um optimale Körperfunktionen sicherzustellen.

Zwischen Mangel und Optimum liegen bekanntlich Welten. Wer Patienten mit diffusen Regulationsstörungen, Hormonstörungen oder mit Umwelterkrankungen helfen will, muß bei einer solchen Therapie das Optimum der Selbstregulation anstreben.

Was dem Leistungssportler Recht ist, sollte dem gestreßten Alltagsmenschen billig sein. Nur optimale Regulation sichert Gesundheit, Lebensqualität und Lebensfreude. Mit der **hoT** kommen wir diesem Ziel in großen Schritten näher.

Vitamin A

Der Name Retinol leitet sich von der zunächst erkannten Hauptfunktion des Vitamins ab. Es ist wichtig für die Retina, die Netzhaut des Auges und gilt als sogenanntes Sehvitamin.
Als natürliches Vitamin kommt es in tierischen Nahrungsmitteln vor. Da der menschliche Körper auch Vorstufen zu Vitamin A umbauen kann, können wir auch die sogenannten Carotinoide wie das bekannte Beta-Carotin zu uns nehmen.
Dieser Name leitet sich von der Karotte ab und gibt den Hinweis, daß Carotinoide in verschiedenen Gemüsen wie z.B. auch in Spinat oder Salat zu finden sind.
Da es sich um ein fettlösliches Vitamin handelt, sollte das Gemüse oder der Salat stets mit etwas Pflanzenöl oder Butter zubereitet werden, um die Aufnahme im Körper sicher zu stellen.

Die tägliche Zufuhr von Vitamin A liegt nach den Empfehlungen der DGE bei 1 mg, das sind 3300 I.E. Die internationalen Empfehlungen liegen bis zu 6fach höher, z.B. bei Pauling und Leibovitz bis zu 20.000 I.E. pro Tag. Überdosierungen machen außer in der Schwangerschaft oder in mehr als 30facher Höhe keine Nebenwirkungen.

Für den Aufbau von Haut und Schleimhaut ist Vitamin A ebenso wichtig wie für die Produktion der Sexualhormone und für die Fertilität.
Bei chronischen Darmerkrankungen wie Colitis ist eine regelmäßige höhere Zufuhr angezeigt, weil von der kranken Darmschleimhaut zu wenig Vitamine aufgenommen werden.
In der Krebsbekämpfung spielt es eine wichtige Rolle wie auch beim Schutz vor Arteriosklerose und bei Nervenstörungen. Höhere Dosierungen haben in der Schlaganfall-Prophylaxe ihre Anwendung.
In Verbindung mit Selen, Vitamin C und E wird Vitamin A in der internationalen Literatur eine Schutzwirkung bei Augenerkrankungen wie z.B. bei grauem Star zugesprochen.
Bei der Infektabwehr spielt Vitamin A neben Vitamin C eine wichtige Rolle. Als Schleimhautschutz ist es für die Augen genau so wichtig wie für die Bronchialschleimhaut, besonders beim Raucher oder den mitrauchenden Familienangehörigen.
Eine chronische oder akute Bronchitis spricht oft auf die zusätzliche Gabe von Vitamin A mit einer beschleunigten Ausheilung an.

Vitamin B 1 - Thiamin

Im 17. Jahrhundert wurden erstmals die Auswirkungen eines Thiamin- oder Aneurinmangels in der Literatur beschrieben. Die Mangelkrankheit heißt Beriberi und kann bei fortbestehendem Mangel zum Tode führen. Thiamin ist Bestandteil der kornnahen Getreidehaut oder Silberhaut, die beim geschälten Reis und Getreide entfernt ist. Da es nicht im Körper gespeichert werden kann und der Verbrauch belastungs- und streßabhängig ansteigt, ist auf eine regelmäßige Zufuhr zu achten.
Thiamin kommt sonst noch in Fleisch, Hefe und in verschiedenen Gemüsen vor.

Die tägliche Zufuhr von Vitamin B 1 liegt nach den Empfehlungen der DGE bei 1,3 mg. Die internationalen Empfehlungen liegen bis zu 250fach höher, z.B. bei Leibovitz mit 100 mg und bei Allen bei bis zu 300 mg pro Tag.
Orale Überdosierungen machen keinerlei Nebenwirkungen.

Da B 1 hitzelabil ist, d.h. es wird durch Kochen zerstört, ist eine regelmäßige Rohkost-Zufuhr anzustreben.
Sowohl in der Schwangerschaft als auch in der Rekonvaleszenz und unter körperlichen und seelischen Belastungen liegt ein erhöhter Bedarf vor. Bei Darm- und Leberkrankheiten, bei Nervenkrankheiten wie Polyneuropathien und im Alter sollte auf regelmäßige Zufuhr von Vitamin B 1 geachtet werden.

Vitamin B 2 - Riboflavin

Der Name Riboflavin leitet sich von der starken gelben Farbe – flava – ab. Hefezellen können B 2 selber synthetisieren, die Leber kann es in bestimmtem Umfang speichern, und es ist angereichert z.B. in Fleisch, Milch und in Eiern aus natürlicher Bodenhaltung.
Da es wasserlöslich ist, geht es leicht in das Zubereitungswasser über und ist so für unsere Ernährung verloren.

Die tägliche Zufuhr von Vitamin B 2 liegt nach den Empfehlungen der DGE bei 1,6 mg. Die internationalen Empfehlungen liegen bis zu 150fach höher, z.B. bei Leibovitz mit 100 mg und bei Allen bei bis zu 200 mg pro Tag. Für Überdosierungen sind keinerlei Nebenwirkungen bekannt.

Als Indikationen oder Warnhinweise für einen B 2-Mangel gelten neben unspezifischen Störungen wie Abgeschlagenheit und Müdigkeit wiederholte Schleimhautentzündungen in Mund und Nase. Sehstörungen können gut auf eine zusätzliche Zufuhr von B 2 ansprechen.
Ein Mangel kann sich vor allem bei chronischen Darmerkrankungen, Lebererkrankungen, Diabetes mellitus und im Alter entwickeln. Alkoholiker haben immer einen Mangel an B-Vitaminen.

Vitamin B 3 - Niacin

Niacin oder Nicotinamid ist der wissenschaftliche Name des Vitamin B 3. Bei Mangel kommt es zur Pellagra, das ist eine fortschreitende Haut- und Schleimhauterkrankung, die im Verlauf mit chronischen Durchfällen und Hautgeschwüren zum Tode führen kann.
Es ist unter anderem in Milch und Fleisch sowie in Getreiden enthalten. Andere Getreidebestandteile hemmen jedoch die Freisetzung oder erhöhen den Bedarf in der Verdauung.
Mangel entsteht sicher bei einseitiger Mais- oder Hirseernährung, weil diese Getreide relativ wenig B 3 enthalten und vermehrt bei der Verdauung verbrauchen.

Die tägliche Zufuhr von Vitamin B 3 liegt nach den Empfehlungen der DGE bei 18 mg. Die internationalen Empfehlungen liegen bis zu 40fach höher, z.B. bei Leibovitz mit 300 mg und bei Allen bei bis zu 750 mg pro Tag.
Für extreme Überdosierungen sind Hautrötungen als Nebenwirkungen beschrieben, die aber bei Absenkung auf 400 mg pro Tag zügig abklingen.

Vitamin B 3 kann bei psychischen Störungen sehr hilfreich sein. Dazu gehören Merkstörungen genauso wie Schizophrenien oder Depressionen.
Eine schützende Wirkung wird bei Krebserkrankungen und bei Herzerkrankungen wie Kardiomyopathien diskutiert.
Einseitige Ernährung führt ebenso wie chronische Darmerkrankungen, Alkoholismus oder Zustand nach Darmoperationen zu einem deutlich erhöhten Bedarf an Vitamin B 3.

Vitamin B 5 - Pantothensäure

Die Pantothensäure ist Teil eines lebenswichtigen Enzymkomplexes. Das sogenannte Coenzym A hat eine Katalysatorfunktion unter anderem im Fettstoffwechsel und in der Regulation der Hormone. Damit ist Pantothensäure ein Schlüsselvitamin von großer Bedeutung.
Sie kommt in sehr vielen Nahrungsmitteln wie Getreide, Milch oder Fleisch vor. Mangelerscheinungen treten nach schulmedizinischer Auffassung nicht auf.
Die Resorption wird jedoch bei chronischen Reizzuständen im Magen-Darmtrakt, wie sie unter moderner industriell vorgefertigter Kost regelmäßig auftreten, unterschiedlich stark behindert.
Dadurch kommt es auch bei Vitamin B 5 zu relativen Mangelerscheinungen.

Die tägliche Zufuhr von Vitamin B 5 liegt nach den Empfehlungen der DGE bei 6 mg.
Die internationalen Empfehlungen liegen bis zu 80fach höher. Nach Pauling sollten 100 mg, nach Allen sogar 500 mg pro Tag zusätzlich aufgenommen werden, um die Speicher aufzufüllen.

Die typische Indikation für die zusätzliche Gabe sind Haut- und Schleimhauterkrankungen, Infektanfälligkeit oder chronische Müdigkeit.
Eine gute Wirkung sehen wir auch bei akuten Erkrankungen wie Durchfall / Verstopfung.
Hier kann die Kombination mit reichlich Magnesium einen milden und dennoch effektiven Einfluß auf die Darmtätigkeit haben.
Durch sehr hohe Dosen bis zu 1 g pro Tag können die Blutfette gesenkt werden.
B 6 spielt mit B 5, Folsäure und B 12 sowie Zink eine wichtige Rolle im Homocystin-Stoffwechsel. Mangel führt zu vorzeitiger Alterung! Die Gesichtshaut zeigt oft zuerst den Mangel!

Vitamin B 6 - Pyridoxin

Vitamin B 6 – Pyridoxin – ist als Coenzym ähnlich wichtig im Körper wie z.B. das Spurenelement Zink, das auch in mehr als 200 Enzym- und Hormonsystemen seine spezifischen Funktionen hat.
In der Natur kommt es in fast allen Lebensmitteln vom Getreide über Fleisch bis zur Milch vor.
Ein Mangel wird medizinisch selten diagnostiziert, wobei keine speziellen Mangelerscheinungen bekannt sind und die Laboranalytik entsprechend teuer ist.

Die tägliche Zufuhr von Vitamin B 6 liegt nach den Empfehlungen der DGE bei 1,8 mg. Die internationalen Empfehlungen liegen bis zu 200fach höher, z.B. bei Leibovitz mit 100 mg und bei Allen bei bis zu 350 mg pro Tag.
Für extreme Überdosierungen von 1000 mg / Tag sind Gefühllosigkeit an Händen und Füßen als Nebenwirkungen beschrieben, die aber bei Absenkung auf ca. 400 mg pro Tag zügig abklingen.

B 6 ist neben Vitamin B 12 besonders wichtig in der Blutbildung und für den Leberstoffwechsel.
Insbesondere bei chronischer Einnahme von Medikamenten ist der Bedarf deutlich erhöht, was wiederum auf den Bedarf im Leberstoffwechsel hindeutet. Damen, die eine Antibabypille nehmen, haben immer ein erniedrigtes Vitamin B 6. Das heißt, daß eine Zufuhr dringend zu empfehlen ist.
Bei Nervenstörungen wie Polyneuropathien oder hormonellen Regulationsstörungen, Prämenstruellem Syndrom und Bindegewebserkrankungen ist Vitamin B 6 gezielt in hohen Dosen anzuwenden.
Ein Substitutionsversuch bei Tumorleiden erscheint nach der amerikanischen Literatur sinnvoll.
B 6 spielt mit B 5, Folsäure und B 12 sowie Zink eine wichtige Rolle im Homocystin-Stoffwechsel. Mangel führt zu vorzeitiger Alterung! Die Gesichtshaut zeigt oft zuerst den Mangel!

Vitamin B 9 - Folsäure

Folsäure ist neben Vitamin B 12 das wichtigste Vitamin zur Blutbildung. Es kommt vor allem in frischen Gemüsen und Innereien vor. Hefeflocken enthalten neben anderen B-Vitaminen auch vermehrt Folsäure.
Durch die heute üblichen langen Transportwege und verlängerte Lagerung der Frischkost kommt es zu einem Abbau und damit zu einer Verarmung der Nahrung an Folsäure.
„In den Industrieländern ist Folsäure wahrscheinlich das Vitamin, bei dem am häufigsten ein Mangel auftritt!" sagt Ohlenschläger.

Die tägliche Zufuhr von Vitamin B 9 liegt nach den Empfehlungen der DGE bei 0,3 mg.
Die internationalen Empfehlungen liegen z.B. bei Leibovitz bei 0,4 mg und bei Pauling bei bis zu 0,8 mg oder Ohlenschläger bis 1,0 mg pro Tag. Überdosierungen von 15 mg pro Tag machen gastrointestinale Beschwerden.

Ein Folsäuremangel kann neben Blutarmut zu Störungen im Magen-Darmtrakt oder zu Schleimhautveränderungen vor allem um den Mund herum führen.
In der Schwangerschaft ist Folsäure wichtig zur Vorbeugung gegen Mißbildungen des Kindes.
Allgemeinzeichen für einen Folsäuremangel sind Appetitlosigkeit, Haarausfall und Verhornungsstörungen der Haut wie z.B. Schuppenflechte.

Bei Blutbildungsstörungen sollte Folsäure stets mit Vitamin B 12 als Komplex genommen werden, weil es sonst zu Nervenschädigungen kommen kann!

B 6 spielt mit B 5, Folsäure und B 12 sowie Zink eine wichtige Rolle im Homocystin-Stoffwechsel. Mangel führt zu vorzeitiger Alterung! Die Gesichtshaut zeigt oft zuerst den Mangel!

Vitamin B 12 - Cyanocobalamin

Das Cyanocobalamin ist neben B 9-Folsäure das wichtigste Vitamin für die Blutbildung und das Nervensystem. Als hauptsächliche Quellen kommen Fleisch und Fisch sowie besonders Leber infrage.
Aus diesem Grunde treten bei Vegetariern auch leicht Vitamin B 12-Mangelsyndrome auf, die durch eine lactovegetabile oder besser noch ovolactovegetabile Kost meistens zu mildern oder zu vermeiden sind.
Lactovegetabil heißt, daß der Vegetarier auch Milch und Milchprodukte zu sich nimmt. Ovo heißt Ei und erweitert den Speiseplan um gelegentliche Eierspeisen.

Die tägliche Zufuhr von Vitamin B 12 liegt nach den Empfehlungen der DGE bei 3 µg.
Die internationalen Empfehlungen liegen bis zu 350fach höher, z.B. bei Allen bei bis zu 1000 µg pro Tag. Nebenwirkungen durch Überdosierungen sind nicht bekannt.

Die klassische B 12-Mangelerkrankung ist die oben erwähnte Perniziöse Anämie, eine typische Form der Blutarmut des alternden Menschen, der seine Magenschleimhäute im Laufe des Lebens durch Infektionen und durch Fehlernährung funktionell zerstört hat.
Polyneuropathien sind ebenso wie Depressionen und andere Nervenkrankheiten erfolgreiche Indikationen für Vitamin B 12.
Ohlenschläger sagt in seinen orthomolekularen Therapie-Empfehlungen, daß bei jeder psychiatrisch auffälligen Person regelmäßig auch Vitamin B 12 zu substituieren sei.
B 6 spielt mit B 5, Folsäure und B 12 sowie Zink eine wichtige Rolle im Homocystin-Stoffwechsel. Mangel führt zu vorzeitiger Alterung! Die Gesichtshaut zeigt oft zuerst den Mangel!

Biotin - Vitamin H

Biotin wird als wasserlösliches Vitamin zum B-Komplex gerechnet. Nach schulmedizinischer Ansicht gibt es keine Mangelerscheinungen, weil es in vielen Nahrungsmitteln in ausreichender Menge vorkommt und der Bedarf relativ gering ist.
Trotzdem profitieren Rekonvaleszenten oder Ältere von einer zusätzlichen Aufnahme.
Es ist ein Ko-Faktor in verschiedenen Enzymen des Fettsäure- und Aminosäurenstoffwechsels und bei der Bildung von Glucose im Körper.

Die tägliche Zufuhr von Biotin liegt nach den Empfehlungen der DGE zwischen 30 bis 100 µg. Die internationale Literatur nennt keine konkreten Zahlen. Nebenwirkungen durch Überdosierungen sind nicht bekannt.

Werbach nennt als Hinweise auf möglichen Biotinmangel Zuckerstoffwechselstörungen und vor allem seborrhoische Hauterkrankungen oder Neurodermitis.
Haarausfall und Nagelwachstumsstörungen sprechen genauso auf Biotingaben an wie psychische Störungen einen Behandlungsversuch rechtfertigen.
Kleinkinder mit starkem Ekzem profitieren von einer Kur mit sehr hohen Biotinmengen bis zu 40 mg, wie man sie z.B. mit Gabe von weich gekochten Eigelben mehrfach am Tage und Gabe frischer geriebener (ökologischer) Kalbs-Leber durchführen kann.
Bei Non Respondern – ohne Therapieerfolg an der Haut – sollten zusätzlich Vitamin B-Komplexe nach M. Werbach mehrfach wöchentlich intramuskulär injiziert werden.

Vitamin D - Calciferol

Der Mensch kann sowohl mit dem Vitamin Calciferol als auch mit sogenannten Provitaminen, das sind Vorstufen des Calciferols, arbeiten. Die Vorstufen werden in der Haut durch Licht zu Vitamin D umgebaut.
Diese Umwandlung ist nicht von der Intensität oder Dauer der Belichtung abhängig, so daß ein limitierender Mechanismus in der Haut dafür anzunehmen ist.
Das Vitamin kommt in der normalen Kost in sehr geringen Dosen vor. Damit ist der Mensch im Wesentlichen auf die Umwandlung der Vorstufen in der Haut angewiesen.

Die tägliche Zufuhr von Vitamin D liegt nach den Empfehlungen der DGE bei 5 µg ≈ 200 I.E. Die internationale Literatur nennt bei Allen etc. 20 µg ≈ 800 I.E.
Nebenwirkungen mit mehr als 1000 I.E. Überdosierung sind auf die Wirkung des zu hohen Calciums im Blut zurückzuführen, z.B. Durchfälle, Herzrhythmusstörungen, Erbrechen, Übelkeit und starker Durst.

Die früher häufige Rachitis war die typische Vitamin D-Mangelkrankheit. Dabei handelt es sich um eine Störung der Skelettentwicklung mit verbogenen Röhrenknochen und eben solcher Wirbelsäule.
Bei Stubenhockern, zur Prophylaxe einer Osteoporose in mittleren und höheren Jahren sowie bei Sehstörungen und bei chronischen Darmerkrankungen sollte Vitamin D genau so regelmäßig zugeführt werden wie bei Nierenstörungen, da es erst in der Niere (nach Ohlenschläger) aktiviert wird.
Der Blutspiegel folgt dem Sonnenstand – im Sommer hoch, im Spätwinter am niedrigsten.
Die Substitution sollte bitte umgekehrt erfolgen! Das heißt, daß zumindest ab November für etwa 3 bis 4 Monate vor allem bei Menschen mit Osteoporose oder Knochenwachstum in Kindheit und Jugend Vitamin D zugeführt werden sollte.

Vitamin E - Tocopherol

Tocopherol bildet auch eine Gruppe von Vitaminen, die heute hauptsächlich als sogenannte Antioxidanzien und Radikalenfänger geschätzt werden.
Natürliches Vitamin E kommt vor allem in Pflanzen- und Fischölen vor und schützt diese vor der Zerstörung durch Sauerstoff. Eigelb ist auch reich an natürlichem Vitamin E, soweit es sich um naturnahe Haltung der Hühner handelt.
Künstliches Vitamin E enthält mehrere verschiedene unwirksame Formen, so daß es nur etwa 10 % der Wirkung der natürlichen Komponente entfaltet.

Die tägliche Zufuhr von Vitamin E liegt nach den Empfehlungen der DGE bei 12 mg. Die internationale Literatur nennt für Allen 400 mg und für Pauling 500 mg pro Tag. Nebenwirkungen sind unter mehr als 3000 mg pro Tag bei Ohlenschläger beschrieben.

Vitamin E ist essentiell im Stoffwechsel der ungesättigten Fettsäuren und im Membranaufbau mit Lipiden wie z.B. in Nervenzellen.
Als Radikalenfänger führt es sogenannte Freie Radikale einer weiteren geordneten energiesparenden Verstoffwechselung zu und schützt so die umgebenden Zellen vor der Zerstörung z.B. durch Wasserstoffsuperoxyd oder freie Elektronen.
Wer durch zusätzliche Aufnahme von Omega-Fettsäuren seine Selbstregulation und hormonelle Steuerung optimiert, hat einen erhöhten Bedarf auch an Vitamin E.
Auch aus diesem Grund propagieren die Amerikaner die sogenannte Lowdose Vitamin E- Zufuhr mit ungesättigten Fettsäuren.
Das heißt, daß pro Tag ca. 100 mg Vitamin E zusätzlich aufgenommen werden sollten, wenn man mit einer zusätzlichen Zufuhr von Fettsäuren seine Regulation verbessern möchte.
In dieser Dosierung bis maximal etwa 500 mg pro Tag hat es einen stimulierenden heilenden Effekt z.B. auch auf Entzündungen.
Bei Dosierungen von 800 mg bis 1000 mg pro Tag wird die Vitamin E-Wirkung eher als supprimierend, d.h. unterdrückend für Entzündungsprozesse angesehen. Das erklärt, warum Rheumatiker auf unterschiedliche Dosierungen unterschiedlich ansprechen.

Vitamin E - Tocopherol

Die Unterschiede zwischen natürlichem und synthetischen Vitamin E sind wissenschaftlich kontrovers.
Aufgrund der vorliegenden wissenschaftlichen Untersuchungsergebnisse kann man von einer nur etwa 15%igen Wirksamkeit des Kunstproduktes ausgehen, da nur ein Siebtel davon der natürlichen isomeren Form des Vitamin E entspricht.
Bei Beachtung der gravierenden Tatsache, daß stets auch trotz guter Reinigung der Syntheseprodukte Fremdstoffe im Endprodukt vorliegen und daß die Wirksamkeit des Kunstproduktes so stark vermindert ist, muß ich persönlich der Natur den Vorzug geben.
Vitamin E hat eine allgemein anerkannte Schutzfunktion gegen Krebs und schützt gemeinsam mit Omega-Fettsäuren gegen Arteriosklerose und Infarkt.
Es vermindert die Zusammenklumpung von Thrombocyten, die die Blutgerinnung einleiten, und verbessert dadurch auch die Gewebedurchblutung.
In der Rheumatherapie hat es vergleichbar gute Wirkungen wie z.B. entzündungshemmende Rheumamittel, ohne deren gelegentlich auch schwere Nebenwirkungen zu haben.
In der AK können wir viele Muskel-Organfunktionsstörungen mit Vitamin E ausgleichen. Dazu gehören einerseits die Bauchmuskeln mit dem Dünndarmbezug – Morbus Crohn, andererseits die Sitz- und rückwärtigen Oberschenkelmuskeln – Hoden / Eierstöcke – Unfruchtbarkeit oder die Schulterblattmuskeln – Herzmeridian – Infarktgefährdung.

Vitamin K - Phyllochinon

Phyllochinon steht auch für eine Substanzgruppe, die wichtig ist für die Blutgerinnung. Durch Bakterien im eigenen Darm sind wir in der Lage, Vitamin K selber in größerem Umfang herstellen zu lassen.
Daß diese Synthese nur bei einer gesunden symbiotischen Darmbesiedelung erfolgreich sein kann, versteht sich von selber. Starke Besiedelungen mit Candida oder Amöben wirken sich auf die Bildung und Resorption von Vitamin K im Darm negativ aus.
In der Nahrung findet sich Vitamin K in Milch, in frischen Gemüsen und in Innereien.

Die tägliche Zufuhr von Vitamin K liegt nach den Empfehlungen der DGE bei 60 bis 80 µg. Die internationalen Empfehlungen liegen bei bis zu 120 µg pro Tag. Nebenwirkungen durch Überdosierungen sind nicht bekannt.
Intravenöse Gaben sind (nach Ohlenschläger) u.U. wegen giftiger Lösungsmittel und Zusätze lebensgefährlich bis tödlich durch Schock und sie sind krebserregend.

Bei Neugeborenen gibt es häufig einen Mangel, der inzwischen besser oral als durch Injektionen ausgeglichen werden sollte.
Sowohl bei der Krebsabwehr als auch bei der Osteoporose wird Vitamin K gebraucht und sollte deshalb regelmäßig zugeführt werden.
Bei chronischen Darmerkrankungen kommt es unter den dysbiotischen Verhältnissen und der gestörten Resorption zu Vitamin K-Mangelerscheinungen mit Blutgerinnungsstörungen, Blutarmut durch Darmblutungen und zu Sauerstoffmangel in den Geweben.

Vitaminoide

Bei den Vitaminoiden handelt es sich um Substanzen, die entweder als Vorstufen von Vitaminen anzusehen sind wie das Beta-Carotin oder um Stoffe, deren Vitaminfunktion strittig ist, weil sie eigentlich in der normalen Kost immer ausreichend vorhanden sind oder im Körper selber hergestellt werden können.

Dennoch gibt es Situationen, in denen die Vitaminoide zusätzlich gezielt eingenommen werden sollten. Das ist z.B. stark erhöhter Verbrauch durch Leistungssport oder im Rahmen des Alterungsprozesses sowie bei Krebsleiden.

In der Rekonvaleszenz nach schweren Erkrankungen oder auch z.B. bei chronischen Haut- und Darmerkrankungen kann die Aufnahme aus dem Darm sowie die Umwandlung von Vitaminvorstufen in der Haut so gestört sein, daß eine zusätzliche Zufuhr einen Sinn macht.

Offensichtliche bekannte Mangelerscheinungen gibt es für die Vitaminoide bisher nicht.

Alpha-Liponsäure

Es handelt sich dabei um eine schwefelhaltige Fettsäure, die auch Thioctsäure genannt wird. Sie scheint essentiell zu sein, das heißt, daß sie regelmäßig zugeführt werden muß.
Normalerweise wird sie durch eine fleischhaltige Ernährung ausreichend zugeführt. Die höchsten Konzentrationen finden wir wieder in der Leber und im Herzmuskel.
Thioctsäure hat ihren Wirkansatz sowohl in Verbindung mit Vitamin B1 als auch in der Synthese von Carbonsäuren. Aufgrund der chemischen Struktur ist sie auch ein sogenanntes Redox-Katalysator-System, d.h. daß sie Elektronen zur Energiegewinnung in der Zelle übertragen kann.
Mangelerscheinungen sind wie bei den anderen Vitaminoiden auch für die Alpha-Liponsäure nicht bekannt. Allerdings hat sich zum Beispiel beim langjährigen Diabetiker mit zunehmenden Nervenstörungen die regelmäßige zusätzliche Gabe sehr bewährt.
Der Einsatz bei Polyneuropathien unklarer Ursache hat sich zumeist positiv auf den Heilungsverlauf ausgewirkt und z.B. die Nervenleitung deutlich verbessert. Gefühlsstörungen vor allem in den Beinen sprechen gut auf eine Thioctsäurebehandlung an.
Für den Leberstoffwechsel spielt sie eine große Rolle und wird gern als sogenanntes Leberschutztherapeutikum eingesetzt.
In der Schwermetallausleitung kann Thioctsäure neben anderen Therapeutika wirkungsvoll eingesetzt werden.
Die Dosierungen liegen für die zusätzliche Aufnahme bei 300 bis 500 mg pro Tag. Spricht eine Erkrankung wie vor allem die Polyneuropathie nicht gut auf die orale Aufnahme an, sollte zunächst für ca. 2 Wochen einer intravenösen Therapie der Vorzug gegeben werden.
In den letzten Jahren habe ich für die Firma **hypo-A** in Lübeck eine Kombination mit B-Vitaminen und Chrom entwickelt, die besonders für die Vorbeugung, aber auch für die Behandlung von Nervenstörungen und Schmerzen in den Beinen geeignet ist.

Beta-Carotin

Beta-Carotin wird auch als Provitamin A bezeichnet und umfaßt eine Gruppe natürlicher Vorstufen von Vitamin A.
Bekannt sind mehr als 200 Carotinoide, von denen allerdings wahrscheinlich nur ca. 40 für den Menschen wichtig sind.
Die Carotinoide sind zunächst in der Karotte gefunden worden und namentlich von ihr abgeleitet. Die Gelborangefärbung ist ein sicheres Merkmal, so daß wir von vielen roten und gelbroten Gemüsen wissen, daß sie einen hohen Gehalt an Carotinoiden haben.
Durch Enzymeinwirkung in der Darmwand und z.B. in der Leberzelle kommt es zur Umwandlung der Carotinoide in die aktive Form des Vitamin A.
Im Fettgewebe und in der Leber können Vitamin A oder auch verschiedene Vorstufen gespeichert werden, so daß sie bei Bedarf an das Blut abgegeben werden können.
Vor allem für das Auge ist allgemein ein hoher Bedarf an Vitamin A bekannt. Bei Mangel kommt es zunächst zu Schleimhautveränderungen und dann zu Nachtblindheit sowie zu einer Zerstörung der Hornhaut mit Erblindung.
Carotinoide sind aber auch für die Sexualfunktion vor allem der Eierstöcke sehr wichtig. Die gelbe Farbe der Carotinoide findet sich auch in dem Gelbkörper des Eierstocks wieder.
Auch bei chronischen Hauterkrankungen, Akne und Schleimhauterkrankungen kann man unter zusätzlicher Beta-Carotin-Gabe gute Ergebnisse sehen.
Überdosierungen machen eine harmlose Gelbfärbung der Haut, vor allem an Händen und Füßen.
Synthetische Carotinoide, die in der Tierproduktion und der Hühnereierzeugung reichlich eingesetzt werden, sind bei Schwangeren möglicherweise für die gesunde Entwicklung des Kindes gefährlich.

Carnitin

Carnitin ist eine essentielle Aminosäure, die der gesunde Körper jedoch auch selber herstellen kann. Sie ist vor allem für die Fettverdauung und -verbrennung im Körper wichtig, weil sie die ungesättigten Fettsäuren in die Zellen für den Energiestoffwechsel einschleust.
Die Synthese erfolgt in der Leber und in den Nieren in Anwesenheit verschiedener anderer Aminosäuren sowie Vitamin C und B-Vitaminen.
Energie verbrauchende Organe wie Herz, Leber oder Nieren enthalten besonders hohe Konzentrationen an Carnitin. Für diese Organe ist eine außerordentliche Zufuhr mit der Ernährung entsprechend wichtig.
Zwischen den Tierarten gibt es große Carnitin-Konzentrations-Unterschiede im Fleisch.
Hühnerfleisch enthält mit ca. 8 mg Carnitin pro 100 g relativ wenig, Rindfleisch mit ca. 60 mg und Schaffleisch mit bis zu 250 mg Carnitin auf 100 g Fleisch einen relativ hohen Anteil.
Der Bedarf an Carnitin ist vor allem bei starken körperlichen Belastungen deutlich erhöht, wie z.B. bei Ausdauersportlern.
Diabetiker haben einen erhöhten Bedarf und zeigen bei zusätzlicher Gabe von Carnitin eine ähnliche Verbesserung der Blutzuckerkurve wie unter Chrom.
Hirnleistungsstörungen sprechen vergleichbar zu frühkindlichen Gedeihstörungen oft gut auf Carnitin an. Bei Dialyse oder chronischen Nierenerkrankungen ist eine zusätzliche Gabe sinnvoll.
Ferner profitieren Herzkranke besonders von einer Zufuhr, wobei auch bei diesem Patientenkreis die regelmäßige Kost einer genaueren Beurteilung unterzogen werden sollte.
Fast food oder Junkfood – wie heute oft üblich – sind eben verarmt an natürlichen Vitaminen, Vitaminoiden und anderen wertvollen Inhaltsstoffen!

Ubichinon - Coenzym Q 10

Als Vitamin Q 10 machte das Coenzym Q 10 vor Jahren Furore. Dabei handelt es sich um eine weit verbreitet vorkommende Gruppe chemischer Substanzen, die wichtige Funktionen in der sogenannten Atmungskette der Zellen haben.
Die andere Hauptwirkung der Ubichinone ist der Schutz von Zellmembranen und Geweben vor Oxidation durch freie Radikale. Sie sind also sehr effektive Antioxidanzien.
Ubichinone finden wir in allen Lebewesen in unterschiedlicher chemischer Form und Konzentration, so daß wir eigentlich bei jeder Kost mit diesen Substanzen ausreichend versorgt werden.
Eine besondere Bedeutung haben Ubichinone bei der Energiegewinnung in der Muskulatur. Besonders der nie zur Ruhe kommende Herzmuskel ist auf diese Stoffe angewiesen.
Typische Mangelerscheinungen sind für die Ubichinone nicht bekannt. Allerdings ist in vielen Untersuchungen auffällig, daß der Gehalt an Coenzym Q 10 in verschiedenen Körpergeweben mit zunehmendem Alter unterschiedlich stark rückläufig ist.
Coenzym Q 10 wirkt leistungssteigernd im Sport sowie mit zunehmendem Alter. Dabei profitiert vor allem die Herzmuskulatur von einer Substitution.
Auch ein Blutdruck senkender Effekt wird für Ubichinon diskutiert.
Aufgrund meiner naturheilkundlichen Erfahrungen kann ich ganz allgemein sagen, daß eine optimale Substitution bei einem gravierenden Mangelsyndrom immer ausgleichend im ganzheitlichen Regulationssystem des Körpers wirkt.
Geben wir irgendeine für den Körper wichtige fehlende Substanz, hat das stets einen normalisierenden Einfluß auch auf den Blutdruck, die Hypercholesterinämie oder auf sonstige Fettstoffwechselstörungen.
So ist auch zu erklären, daß eine umfassende **hoT** bei Kinderwunsch die Hormonelle Regulation wieder so synchronisiert und stabilisiert, daß ein Kind ohne Streß gezeugt und empfangen werden kann.
Die Schwangere ist dann natürlich auch in der Lage, ohne zusätzliche Hormongaben bei guter naturheilkundlicher Betreuung das Kind reif auszutragen.
Zur besonderen Wirkung von Q 10 können Sie einen interessanten Fall im Abschnitt Orthomolekulare Schmerztherapie lesen!

Allgemeine Fettklassifizierung u. Qualitätsbewertung

Fette bestehen aus einem Grundgerüst aus Glycerin mit drei gleichartigen oder verschiedenen Fettsäuren. In der industriellen Verarbeitung der Pflanzenöle und tierischen Fette werden die natürlichen Eigenschaften der Ausgangsstoffe oft als hinderlich empfunden.
Deshalb kommen Fette bei uns meist in raffinierter für den Verbraucher angepaßter Form in den Handel.
Bei der Raffination, d.h. bei der Auflösung der essentiellen Doppelbindungen, entstehen zwangsläufig ungesunde sogenannte Transfette.
Transfette sind räumlich spiegelbildlich aufgebaut, so daß sie nicht an den dafür vorgesehenen Plätzen in menschlichen Membranen oder Geweben eingebaut werden können.
Sie stören den geordneten Aufbau der Zellwand, wie ein Feldstein in einer sauber gearbeiteten Ziegelwand eine Störung der optischen Ordnung und der Wärmeleitung verursachen würde.
Mit künstlich veränderten Membranfetten geht auch eine Störung der Zellfunktionen einher, wenn sich zu viele Störzonen in der Zellwand einer Zelle entwickelt haben.
Der menschliche Stoffwechsel kann Transfette nicht verarbeiten und lagert sie deshalb in Depots, die langfristig wegen einer lokalen Gewebedegeneration krank machen.
Ein brisantes Beispiel für solche Veränderungen ist die sogenannte Kardiomyopathie. Das ist eine fettige degenerative Veränderung des Herzmuskels, die zur Notwendigkeit einer Herztransplantation oder zu frühem Tod führt.

Nicht erwünschte Eigenschaften der Ausgangsstoffe der Nahrungsfett-Raffination können sein :

- ranziger Geschmack angedorbener Ware
- arttypisch unangenehmer, z.B. beißender Geschmack wie beim Rapsöl
- unschöne Farbe und Trübungen
- Fischgeschmack z.B. bei Fischölen und Tran
- fehlende Festigkeit bei der Streichfettproduktion usw.

Wichtig zu wissen ist, daß Pflanzenfette bei Raumtemperatur immer mehr oder minder dünnflüssig sind.

ALLGEMEINE FETTKLASSIFIZIERUNG U. QUALITÄTSBEWERTUNG

Bei tierischen Fetten ist die Dünnflüssigkeit z.B. von Enten- oder Gänseschmalz bekannt, während z.B. Rindertalg wegen seiner Härte bei Raumtemperatur nicht streichfähig ist.
Die Margarineindustrie hat heute allerhand technische Tricks, um auch wenig appetitliche Öle und Fette zu scheinbaren Delikatessen umzuwandeln, wobei weder der Einsatz von benzolartigen Lösungsmitteln zur Fettextraktion noch die künstliche Auflösung der lebenswichtigen Doppelbindungen der Fettsäuren sowie die Schönung durch Färbung gescheut wird.
Der Zusatz von Emulgatoren zum teuren Einbringen und Verkauf von Wasser in sogenannte fettreduzierte Margarine ist ein weiterer Trick, biologisch minderwertige Ware teuer zu verkaufen.
Vor diesem Hintergrund sollte jeder Verbraucher sich fragen, was er sich antut mit der Wahl seiner Speisefette und Öle!
Aus naturheilkundlicher Sicht ist vor jeder Form raffinierter Fette von der Margarine bis zum gehärteten Palmöl nur zu warnen!
Es gibt nach meinen Untersuchungen keine *tatsächlich gesunde* Margarine!
Testen Sie das angenehme Aroma natürlicher kaltgepreßter Öle oder guter Butter – und genießen Sie die pure Natur!
Als gesund sind in der Regel alle natürlichen kaltgepreßten Öle von der Olive über Nußöle bis hin zum altbekannten Leinöl anzusehen, das jedoch stets möglichst frisch sein sollte wegen des leicht ranzig werdenden Geschmacks bei Sauerstoffoxidation.
Gesund sind auch die Fette tierischen Ursprungs, wenn die Tiere naturnah gehalten und gefüttert wurden.
Sind die Tiere allerdings in der Intensivhaltung einer Dauerbehandlung mit Psychopharmaka zum Streßabbau, mit Hormonen und mit Antibiotika zur Optimierung der Gewichtszunahme ausgesetzt, kann man schwerlich gesundes Fleisch und gesundes rückstandsfreies Fett erwarten!

Iß kalt gepreßtes ökologisches Öl oder Butter, und Du bleibst gesund!
Meide technische Öle wie z.B. Rapsöl!

P-S Quotient

Das Verhältnis ungesättigter zu gesättigten Fettsäuren ist für die Gesundheit entscheidend. Eine annähernde Information gibt uns der o.a. Quotient.

Dabei steht P für mehrfach ungesättigt und S für gesättigt. In unserer modernen mitteleuropäischen Kost liegt der Quotient zwischen 0,2 bis 0,5.

Das heißt, daß beim Verzehr von 2g bis 5g gesättigter Fettsäuren nur 1 g ungesättigte Fettsäuren aufgenommen werden.

Anzustreben ist ein Verhältnis deutlich größer als 1. Bei den traditionell ernährten Eskimos liegt er um 20 wegen des Verzehrs von Fischen und z.B. Robbenfleisch.

Die Eskimos kennen weder Arteriosklerose noch den Herzinfarkt. Regelmäßiger Nachtkerzen-, Lachsöl- oder z.B. Schwarzkümmelöl-Verzehr hilft der Gesundheit.

Nachtkerzen- und Borretschöl ist besonders wichtig auch für Hautkranke wie Neurodermitiker, Psoriatriker oder Menschen mit Sonnenallergie.

Patienten mit Fettstoffwechselstörungen sollten langfristig mit den o.a. Ölen substituieren, um eine Normalisierung oder zumindest eine Verbesserung innerhalb von 6 bis 9 Monaten zu erreichen.

Gesunde werden durch die o.a. Öle optimiert. Sie sollten jedoch dauerhaft ca. 1 Eßlöffel pro Tag eines naturbelassenen Öles von Walnuß, Sesam, Mandel, Distel oder Sonnenblume zu sich nehmen. Naturbelassen – kalt gepreßt – ohne jeden Zusatz!

Omega (Ω)-3-, Ω-6- und Ω-9-Fettsäuren

Die chemische Klassifizierung der Fettsäuren geschieht nach dem Aufbau der Doppelbindungen (s.o.) sowie nach deren Anzahl und der Anzahl der Kohlenstoffatome, die das Grundgerüst jeder Fettsäure bilden.
Die Unterscheidung zwischen Omega-3-Linolensäure und den Omega-6-Linol-Fettsäuren oder z.B. Omega-9-Eicosatriensäure wird durch einfaches Abzählen der endständigen C-Atome vorgenommen.
Dabei bedeutet Omega-3, daß die erste Doppelbindung zwischen dem 3. und 4. C-Atom, vom (Methyl-)Ende der Kette aus gezählt, liegt. Dabei bedeutet Omega-6, daß die erste Doppelbindung zwischen dem 6. und 7. C-Atom, vom (Methyl-)Ende der Kette aus gezählt, liegt. Das Gleiche gilt für die Ω-9-Fettsäuren analog.
Diese Zusammenhänge sind für die Art des Abbaus im Körper sowie für die Form der Verwertung im Körper wichtig. Sie sollen hier jedoch nicht weiter ausgeführt werden. Ausreichend Omega-9-Fettsäuren werden bei regelmäßiger Zufuhr der u.a. Öle automatisch mit aufgenommen.
Das Vorkommen von Omega-3-Linolen-Fettsäuren ist in Fischölen am höchsten sowie im Fett von frei lebendem Wild, weil zum Aufbau derartiger Doppelbindungen die Syntheseprodukte von Farnen, Moosen oder Algen erforderlich sind.
Auf der Speisekarte erscheinen sie also natürlicherweise bei fettreichen Fischmahlzeiten aus frei lebenden Fischen wie Hering, Lachs oder Makrele sowie bei Reh, Hirsch oder auch bei der Heidschnucke!
Das natürliche Vorkommen von Omega-6-Linol-Fettsäuren ist wesentlich auf Pflanzenöle konzentriert. In geringeren Konzentrationen liegt es im tierischen Fett vor. Allgemein wird ein Mangel an Ω-6-Fettsäuren heute selten gesehen, wenngleich z.B. im Rahmen der Angewandten Kinesiologie-Untersuchungen die Zufuhr **verschiedener** Pflanzenöle immer wieder sehr wirkungsvoll ist.
Ω-3-Fettsäuren aus Fischölen sind heute unbestritten essentiell, d.h. wichtig in der Immunabwehr z.B. bei Krebserkrankungen, bei Fettstoffwechselstörungen mit erhöhtem Cholesterin und Neutralfetten oder z.B. bei rheumatischen Erkrankungen und Hautkrankheiten.
Durch chemische Umweltbelastungen verursachte Denkstörungen, reaktive Depressionen und hormonelle Regulationsstörungen sprechen ausgezeichnet auf eine Behandlung mit ungesättigten Fettsäuren an!

Omega (Ω)-3-, Ω-6- und Ω-9-Fettsäuren

Omega (Ω)-3-Fettsäuren	Omega (Ω)-6-Fettsäuren
Lachsöl	Nachtkerzenöl
Lebertran	Schwarzkümmelöl
Heringsöl	Borretschöl
Waltran	Traubenkernöl
Seehundsöl	Leinöl

Tabelle Fettklassifizierung

Fettsäure	**Formel**	**Fett / Öl**
Gesättigt:	Keine Doppelbindungen (DB)	
Palmitinsäure	C 16 = 16 KWA (16 Kohlen-Wasserstoff-Atome)	Palmöl
Stearinsäure	C 18 = 18 KWA	Sheafett
Einfach ungesättigt:	Eine einzige Doppelbindung	
Ölsäure	C 18 - 1 = 18 KWA, 1 DB	Palmöl
Mehrfach ungesättigt Ω-3	Doppelbindungen vom 3. KWA an gezählt, Anzahl	
Linolensäure	C 18 - 3 = 18 KWA, 3 DB	Leinöl
Eicosapentaensre.	C 20 - 5 20 KWA, 5 DB	Borretschöl
Docosahexaensre.	C 22 - 6 = 22 KWA, 6 DB	Lachsöl
Mehrfach ungesättigt Ω-6	Doppelbindungen vom 6. KWA an gezählt, Anzahl	
Linolsäure	C 18 - 2 18 KWA, 2 DB	Sonnenblumenöl

Schema „Entwicklung chronischer Krankheiten“

von P.-H. Volkmann

Summation von Residuen akuter Erkrankungen bis zur Chronizität

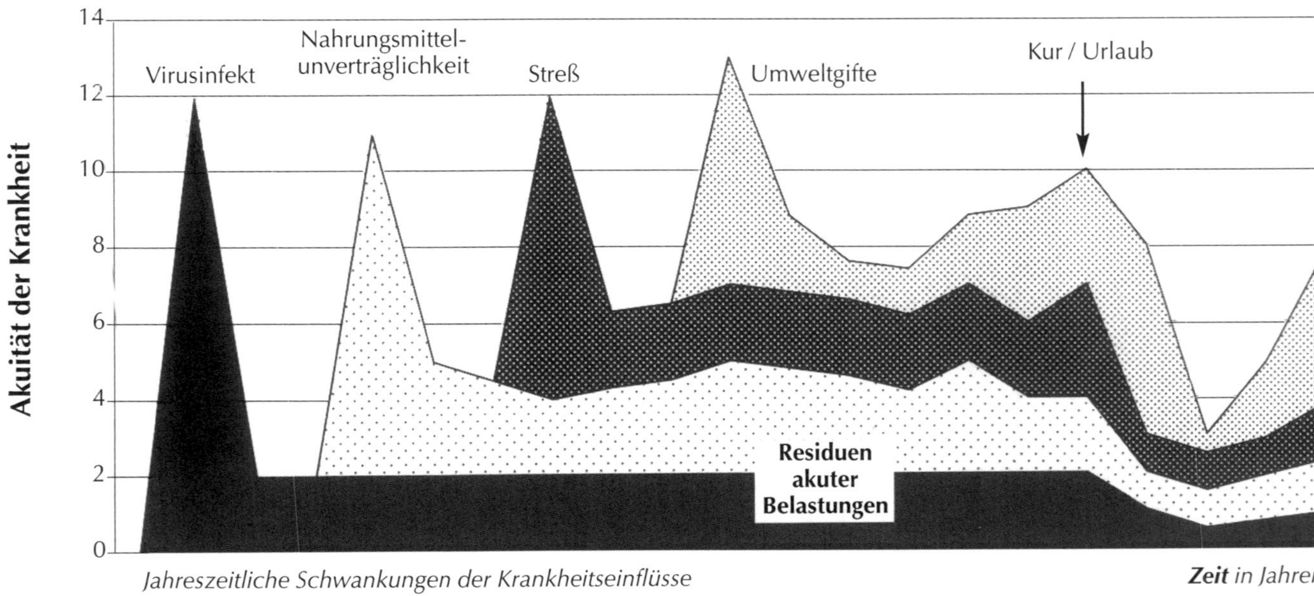

Schema-Interpretation

In dem o.a. Bild sehen Sie die langfristige Entwicklung einer Fehlsteuerung der Selbstregulation des Körpers über mehrere Jahre.
Dabei habe ich die Krankheitsstärke links mit einer Skala von 0 bis 14 aufgetragen.
Bis zu 4 herrscht Gesundheit. Zwischen 4 bis 8 liegt eine zunehmende chronische Belastung der Grundsubstanz und Selbstregulation vor.
Über 8 leidet der Patient zunehmend an einer oder mehreren chronischen Krankheiten wie z.B. Morbus Crohn, Asthma oder Neurodermitis und Wirbelsäulensyndrom.
Akute Krankheiten zeigen Erkrankungsstärken zwischen 10 bis 14 je nach Ausprägung.
Die Entwicklung ist über die Zeit dargestellt, wobei Schwankungen abhängig von der Jahreszeit oder von den jeweiligen Belastungen z.B. durch Umwelt oder Streß modulierend wirken.
Beispielhaft zeigt der Abfall der Umweltgifte den Einfluß eines Ortswechsels durch Urlaub oder Kur. Alles kann darunter besser werden.
Der Patient wird sogar kurzfristig tatsächlich gesund bei Unterschreitung der 4er Linie, um nach der Rückkehr in das alte Wohn- und Arbeitsumfeld langsam aber sicher wieder krank zu werden.
Erst bei Überschreiten der 8er Linie kehrt die alte Krankheit wie z.B. das chronische Asthma zurück!
Beachten Sie bitte auch die Ursachenschemata am Schluß des Buches, um diese Zusammenhänge besser verstehen zu können.

Das Darm-Resonanz-Syndrom

Wenden wir uns nun einem Phänomen zu, das zwar jeder kennt, das der Arzt aber selten als tatsächliche Störung wahrnimmt, über die er sich aber sehr wohl ärztliche Gedanken machen sollte.
Verfolgen wir also die Reaktionen, die von den belasteten Darmzotten im gestörten Darmmilieu ausgehen können.
Örtliche Störungen im Darm, z.B. durch ein Allergen, führen zu einer insuffizienten Verdauungsleistung mit gestörter Sekretion und Aufnahme von Nährstoffen aus dem Darm an der gestörten Stelle.
Diese lokale Reizung wird einerseits an das ANS weiter gemeldet, führt lokal zu einer Darmzotten- und Gewebeschwellung mit anschließender Durchblutungsstörung sowie zu einer Lymphabflußstörung im gestauten Gewebe.
Dadurch kann es zum Einstrom von Entzündungszellen und ggf. von Darmbakterien in die irritierte Darmwand kommen.
Außerdem werden Nährstoffe, die eigentlich an der gestörten Stelle aufgenommen oder abgebaut werden sollten, im Darm zu einer dafür weniger geeigneten Stelle weitertransportiert.
An jener Stelle können diese Stoffe dann ihrerseits zu lokalen Störungen Anlaß geben, weil die Enzymsysteme oder die Keimbesiedelung dort nicht optimal auf die erforderlichen chemischen Reaktionen vorbereitet sind.
Bei derartigen Verschiebungen kann man ebenso wie nach dem Verzehr belastender Stoffe störende Interferenzen im Körper beobachten.
Wer kennt es nicht – das Phänomen, daß man plötzlich wie aus heiterem Himmel todmüde umfallen könnte, ohne daß man sich zuvor besonders körperlich belastet hätte oder ein sonstiger Anlaß zur Müdigkeit bestünde?
Nach ca. 30 Minuten ist dann urplötzlich die alte Wachheit wieder da, ohne daß man geschlafen hätte oder daß es eine andere schlüssige Erklärung für die schnelle Erholung gäbe.
Ich erkläre dieses Phänomen gern am Bild des alten Radios, das eine gestreckte Skala mit dem Drehrad zur Senderwahl hat.
Wenn wir das Radio anschalten, können wir grundsätzlich mit aller Welt in Resonanz gehen. Tatsächlich sind wir jedoch zu einer bestimmten Zeit jeweils nur auf einen einzigen Sender eingestellt! Bei Einstellung eines Senders kommt es zu einer Resonanz des Empfängers mit einer bestimm-

ten Sende-Frequenz, während alle anderen Frequenzen, die gleichzeitig auch noch vorhanden sind, offensichtlich ausgeblendet werden.
Bildlich zur Radioskala kann man sich den gestreckten Darm mit allen seinen Abschnitten vorstellen.
Wandert der Speisebrei durch diesen „Resonanzkörper", so kommt es gelegentlich an bestimmten Stellen eines gestörten Darmes mit belastenden Stoffen in der Nahrung zu der oben besprochenen Resonanz. Auslöser können Aromen, Farben, Emulgatoren o.ä. sein.
Diese für uns auffälligen Resonanzen machen unseren inneren „Aku" leer, d.h. sie entziehen dem Körper kurzfristig viel Energie und machen z.B. die Muskeln von Armen und Beinen „bleischwer".
Eine physiologische Erklärung könnte sein, daß bestimmte Darmzellen eines Darmabschnittes kurzfristig in ihrem Zellstoffwechsel durch die o.a. Stoffe so massiv gestört werden, daß sie sehr viel Energie zur Aufrechterhaltung ihres Zellmembranpotentials benötigen. Diese fehlt dann im Körper und macht ihn kurzfristig völlig kraftlos.
Verläßt die belastende Substanz den Ort der Resonanz im Darm, dann ist die Störung genauso plötzlich verschwunden wie sie aufgetreten ist. Haben wir unterschiedliche belastende Dinge gegessen, kann es an einem Nachmittag oder Abend wiederholt zu den oben beschriebenen on-off-Phänomenen kommen!

Merke:
Wer morgens „gesund" mit Cornflakes und H-Milch beginnt, am Vormittag ein Teilchen vom Bäcker mit Instant-Getränk verzehrt, um mittags ein Folienessen aus der Kantine zu essen; wer dann am Nachmittag noch eine bunte Schokolade und am Abend die Fertigpizza aus der Mikrowelle ißt, der hat so viele Darmresonanzen, daß das moderne Krankheitsbild *Chronic fatigue – chronische Müdigkeit* heißt! Therapie? Siehe Ursachenschema am Schluß des Buches.

Chronische Darmstörungen

Liegt aufgrund unserer Ernährung und unseres Verhaltens dauerhaft eine Störung der physiologischen Darmverhältnisse vor, kommt es zu chronischen Darmentzündungen, die leider in der leichteren Form bei der aufmerksamen gastroenterologischen Spiegelung nur als sogenannte „unspezifische Rötung ohne Befund" auffallen.
Bei der manuellen Untersuchung des Bauches fällt aber sofort der reflektorische muskuläre Hartspann oder eine Lähmung der Bauchdecke sowie die Druckschmerzhaftigkeit der verschiedenen Darmanteile auf. Außerdem springt die Haltungs-Typisierung nach F.-X. Mayr jedem Kundigen sofort ins Auge.
Ist der chronische Darmprozeß weiter fortgeschritten, kommt es zu den später beschriebenen Störungen der die Bauchhöhle umgebenden Muskulatur.
Ein sichtbares Zeichen für massive Darmstörungen kann bei der Dickdarmspiegelung beispielsweise die starke Verlängerung des Dickdarms sein, die häufiger gefunden wird.
Die logische Ursache dafür ist die erschlaffte Längsmuskulatur des Dickdarms, die diese extreme Verlängerung und dadurch ein Durchhängen der quer verlaufenden Anteile im Oberbauch zuläßt.
Ein weiterer sichtbarer Befund ist das Megacolon. Das ist eine massive Ausweitung des Querschnitts des Dickdarms mit papierdünnen Darmwänden. Ursache dafür ist die völlige Erschlaffung der Ringmuskulatur des Darmes.
Diese Erschlaffung ist auf eine vom Darm nicht mehr zu kompensierende Dauerbelastung mit Giftstoffen wie chemischen Nahrungsmittelzusätzen sowie mit Stoffwechselgiften einer gestörten Darmflora zu erklären.
Ein weiteres Zeichen für einen solchen Prozeß ist die Divertikulose, die im Dickdarm als kleine oft kotgefüllte Aussackungen der Darmwand bei der Spiegelung sichtbar wird.
Langfristig führt eine derartige lokale Gewebeveränderung zur Divertikulitis, die gelegentlich sehr schnell in eine massive Entzündung mit Dickdarmdurchbruch umschlagen kann. Das Krankheitsbild kann sich, abhängig vom Alter, u.U. lebensbedrohlich entwickeln.
Im Gegensatz zur deutschen Schulmedizin kann man sehr wohl davon ausgehen, daß vielen Patienten mit einer chronischen Darmerkrankung wie z.B. mit einer Colitis ulcerosa oder einem Morbus Crohn ursächlich

geholfen werden kann. Solche Menschen können, wenn sie einsichtig und vernünftig mit ihrem eigenen Körper umgehen, unter einer entsprechenden von Nahrungschemie freien Ernährung wieder völlig gesund werden.
Werbach referiert dazu Studien, die darauf hinweisen, daß derartige Erkrankungen bei den traditionell ernährten schwarzafrikanischen Völkern südlich der Sahara nahezu unbekannt seien, während unter moderner westlicher Kost die Weißen der Nordhalbkugel besonders oft daran leiden.
Desgleichen zitiert Werbach Studien zum Morbus Crohn, die den heilenden Langzeiteffekt einer faserreichen kohlenhydratreichen, jedoch zuckerfreien Diät beschreibt.
80 % der Studienteilnehmer ohne Zucker gesundeten subjektiv und nach den Labordaten innerhalb von ca. 1½ Jahren. 40 % einer Kontrollgruppe mit täglichem Zuckerkonsum mußten die Studie wegen massiver Verschlechterungen des Allgemeinzustandes und Erhöhung der Stuhlfrequenz abbrechen.
Das deckt sich mit meinen eigenen Erfahrungen bei chronischen Darmerkrankungen.
Eine Candida-Therapie mit einer mindestens 6wöchigen zuckerfreien Diät führt in der Regel zu einer deutlichen Verbesserung des Befindens, zu normalen Stuhlfrequenzen und zu einer Verbesserung oder Normalisierung der zuvor hoch pathologischen Labordaten.
Ob es wirklich der Zucker ist, den auch Werbach dafür verantwortlich macht, erscheint mir eher zweifelhaft. Nach meinen AK-Testen gibt es viele Patienten, die mit Zucker kein Problem haben, so daß ich diesen Menschen Zucker in der normalen Kost durchaus erlaube.
Testen wir allerdings Süßigkeiten oder Fruchtzubereitungen mit Quark oder Joghurt, dann zeigt der AK-Test sofort eine Unverträglichkeit.
Damit sind wir wieder bei den krankmachenden Lebensmittelzusätzen, die die Allergierate bei uns innerhalb von 40 Jahren von ca. 5 % auf 30 % gesteigert haben. Wenn das keine industrielle Leistung ist!

Physiologische Körper-Reaktionen bei gestörtem Darm

1. Es kommt zur Verminderung der Bauchatmung durch Blockierung der Bauchmuskulatur auf neurogenem Wege als Reaktion auf eine lokale Darmreizung.

2. Eine verminderte Zwerchfellatmung durch neurogene Blockierung als Reaktion auf lokale Darmreizungen ist die Folge.

3. Regulationsstörungen durch tägliche Sauerstoffverluste unter eingeschränkter Atmung entstehen nach folgender Rechnung:
   Pro Atemzug ca. 100 ml macht pro Minute bei 12 Atemzügen 1200 ml mit ca. 20 % O_2, das sind mehr als 200 ml O_2 pro Minute in der Lunge. Bei einer Nettoentnahme aus der Lunge von ca. 6 % sind das 12 ml reiner Sauerstoff pro Minute. Hochgerechnet auf den Tag sind es knapp 20 l reiner Sauerstoff, die dem Organismus jeden Tag zu seiner Arbeit fehlen!

4. Eine verminderte Darmmobilität aufgrund der fehlenden bzw. eingeschränkten „Kolbentätigkeit" des Zwerchfells, das sonst durch die andauernden Auf- und Ab-Bewegungen den Bauchinhalt und vor allem den Dünndarm in ständiger Bewegung hält.

5. Verminderte Sauerstoffversorgung und Durchblutung des Darmes durch erhöhten Bauchinnendruck und fehlenden Sauerstoff bei verringertem Atemzugvolumen.

6. Durch fehlenden Sauerstoff im Darm bei abgeschwächter Beweglichkeit des Darmes kommt es zu Verdauungsstörungen durch das Wachstum der unphysiologischen anaeroben Darmbakterien.

7. Die verminderte Sauerstoffversorgung und Durchblutung aller Gewebe im Körper führt zu der Folge, daß die vom Sauerstoff abhängigen Stoffwechselprozesse zur Entschlackung der Gewebe oder Hormonsynthesen zunehmend behindert und gestört werden.

8. Eine fortschreitende Entgleisung der physiologischen Stoffwechselvorgänge im Gewebe mit der Entwicklung chronischer Erkrankungen von Asthma über Colitis, von Neurodermitis bis zu Autoimmunerkrankungen wie Fibromyalgie oder Rheuma und letztendlich eventuell sogar Krebs sind die logischen Folgen.

Physiologische Körper-Reaktionen bei gestörtem Darm

Frische Luft im Aktivurlaub oder bei einer Bewegungskur bessert oder heilt oft die o.a. Krankheiten zumindest zeitweise.
Stellt sich anschließend mit Bewegungsarmut im Arbeitsalltag wieder ein relativer Sauerstoffmangel ein, tritt das alte Leiden oft wieder auf.
Die oben angesprochenen chronischen Krankheiten haben oft eine jahrzehntelange Vorgeschichte.
Die aktuellen Statistiken belegen eine stetige Zunahme dieser Erkrankungen seit mindestens 40 Jahren. Nur die ursächlichen Zusammenhänge sind wissenschaftlich nicht erklärbar?

Praxisbeispiele für Allgemeinreaktionen

1. Verminderte Mobilität des Rückens oder der Schulter durch Blockierung bzw. Anspannung der Rückenmuskulatur auf neurogenem Wege bei Darmstörungen. Das gilt für jedes WS-Syndrom.

2. Durch Dauerkontraktion bestimmter Anteile der Rückenmuskulatur Wirbelsäulenblockierungen bis hin zu Bandscheibenvorfällen als Ausdruck langdauernder maximaler Kompression durch die anliegende (autochtone) Rückenmuskulatur des betroffenen Segmentes. Das gilt auch für jedes WS-Syndrom.

3. Durch Stoffwechselgifte fakultativ pathogener Keime oder unphysiologische chemische Zusatzstoffe der Nahrung verursachte Störungen in der Zellmauserung verschiedener Gewebe (trophische Störungen) mit der Entwicklung von Krankheitsbildern wie z.B.

- Neurodermitis – aufgrund einer hohen Darmpilzbelastung mit Candida albicans bei Lebensmittelfarben-Exzeß. **(Praxisfälle)**

- „Nagelpilze" der Zehennägel, die auf Pilztherapien der Nägel nicht ansprechen, wobei der Schulmediziner zumeist Behandlungsfehler / Noncompliance des nicht an seiner Gesundheit interessierten Patienten unterstellt. **(Praxisfälle)**

- ca. 9 x 9 cm offene Wunde der linken Hand seit mehr als 10 Jahren bei 35Jährigem. Die Hand näßte oder blutete im Wechsel und hatte der universitären Cortisonbehandlung stets widerstanden. Nach 3 Wochen Kostumstellung unter Candida-Therapie war die schulmedizinische „Nickelallergie links" verheilt. **(Praxisfall)**

- Gebärmuttermundkrebs durch Dauerbelastung der Scheide mit Stoffwechselgiften unterschiedlichster unphysiologischer Keime wie Chlamydien, Colibakterien, Klebsiellen, Trichomonaden, Aminkolpitis usw. oder Zigarettengiften der Raucherin (englische Studie aus 1993)

- Unfruchtbarkeit von Mann und Frau durch Blockierung der Hormonsynthese in den Gonaden durch Störfeldentwicklung im Kleinen Becken, z.B. des Darms oder der Eierstöcke **(6 erfolgreich behandelte Praxisfälle)**

Praxisbeispiele für Allgemeinreaktionen

- Wiederholte mandaringroße Tumorentwicklung an einem Hoden als Reaktion auf eine Candidose in Verbindung mit einer Fehlernährung eines zweimal in der Universität voroperierten Patienten, der aktuell zur Kastration anstand! **(Praxisfall)**
- Virusansiedelung in einem Hüftgelenk mit der Folge eines therapieresistenten Schmerzsyndroms, das zu mehrfachen großen Hüftgelenk-Operationen Anlaß gab. Ursächlich war auch in diesem Praxisfall eine Candidose in Verbindung mit einer Fehlernährung. **(Praxisfall**)
- Fixes Arzneimittelexanthem der Haut aufgrund einer Darmbelastung mit den Inhaltsstoffen eines Arzneimittels. Dabei wird der Wirkstoff häufig toleriert, während die zahlreichen produktionstechnischen Zusatzstoffe die Unverträglichkeit auslösen oder unterhalten **(Praxisfälle)**
- Neurologische Störungen wie ein hyperkinetisches Syndrom durch Belastungen mit chemischen Fremdstoffen aus der Ernährung oder unter chronischer Darminfektion **(Praxisfälle)**
- Neurologische Störungen wie erster kindlicher epileptischer Anfall durch Süßigkeitenexzeß bei einem Kindergeburtstag **(Praxisfall)**
- Neurologische Störungen wie Denkstörungen durch latenten Mangel an hypoallergenen orthomolekularen Substanzen infolge von Resorbtionsstörungen des Darmes. Deutliche Leistungsverbesserung im Abitur! **(Praxisfälle)**
- Blutbildungsstörungen durch Vitamin- und Folsäuremangel als Folge einer chronischen Magen-Darmstörung kennt auch der Schulmediziner. **(Praxisfälle)**

Die Liste ließe sich beliebig weiter ausbauen. Wer unter dem Aspekt der regulativen Medizin die inneren Zusammenhänge aufzuspüren versucht, wird auch in scheinbar aussichtslosen oder therapieresistenten Fällen oft erfolgreich behandeln können.
Dabei steht nicht das langfristige Management von Krankheiten mit dem Ziel einer Dauerbehandlung von Patienten, am besten noch parallel durch

verschiedene Fachgruppen, im Zentrum der Bemühungen, sondern Heilung.
Wer den für viele Patienten individuellen Kausalansatz ihrer Erkrankung gefunden hat, wird ähnlich der Homöopathie durch nahezu eine einzige Maßnahme eine Vielzahl unterschiedlicher Symptome oder Syndrome auf einmal heilen.
Wenn immer wieder Mitursachen für eine schwere Grunderkrankungen ausgeschaltet werden können, wird es zwar insgesamt zu einer deutlichen Besserung des Allgemeinzustandes des Patienten kommen, eine komplette langfristige Heilung kann auf diesem Wege jedoch leider nicht eintreten (siehe auch Schema Krankheitsentstehung).

Seltenes ist selten – Häufiges ist häufig!
Darmdysbiosen und Fehlernährung sind häufig!

Einige Ursachen für Darmstörungen

- Nach einer Antibiotikatherapie ohne eine anschließende Symbioselenkung sind die Verhältnisse im Darm meist gestört. Resistente krankmachende Darmkeime wie Enterokokken, Klebsiellen, Amöben, Candidapilze usw. stören dann das Gleichgewicht und die regelrechte symbiotische Verdauung.

- Treiben wir bei überwiegend sitzender Arbeit ohne Bewegung an frischer Luft keinen Sport und fahren kaum noch mit dem Fahrrad, dann ist die Durchblutung mit Sauerstoff angereichertem Blut im Darm nicht ausreichend.
  Krankmachende anaerobe Keime, die ohne Sauerstoff gut zurechtkommen, vermehren sich stark, bilden ihre eigenen Dys-Symbiosen und schädigen die Verdauung und Regulation mit ihren für den menschlichen Körper dysbiotischen Stoffwechselgiften.

- Durch eine gesunde Zwerchfellatmung baut sich ein ständig wechselnder Druck im Bauch- und Brustraum auf. Das führt bei der Einatmung zu einem Überdruck im Bauch mit gleichzeitigem Unterdruck in der Brusthöhle.
  Dadurch werden einerseits die Bauchorgane unter erhöhten Druck gesetzt und das Blut wie aus Schwämmen aus den Organen heraus gedrückt. Dabei wird der Blutfluß aus den Bauchorganen zum Herzen kurzfristig vermehrt und beschleunigt.

- Bei der Ausatmung steigt der Druck im Brustraum, so daß sich die Blutzufuhr zum Herzen bei sinkendem Druck im Bauch verlangsamt. Die Organe des Bauches speichern jetzt Blut. Sie pulsieren also ca. 10 bis 15 mal pro Minute entgegengesetzt zur Atmung. Gleiches geschieht mit den umgebenden Weichteilen und z.B. mit den Becken- und Schädelverbindungen der Knochen.

- Essen wir überwiegend schädigende Zusatzstoffe mit unserer Nahrung, wie sie heute leider auch oft im Brot, im Käse, in der Wurst, vor allem aber in allen süßen Dingen von Schokolade bis zum Fertigjoghurt enthalten sind, zerstören wir die gesunde Darmflora aktiv, wie wir das z.B. auch durch die geschluckten Schadstoffe des Rauchens tun können.

Einige Ursachen für Darmstörungen

- Trinken wir regelmäßig zu viel Kaffee, Cola, geschwefelten Wein, unbekömmliches Bier, kalorienreduzierte bzw. aromatisierte Getränke oder künstliche Multivitaminsäfte, dann fehlt uns das in allen Geweben dringend benötigte Lösungsmittel des Körpers – das reine klare Wasser!
- Nehmen wir bei Magenschmerzen Medikamente, um z.B. die Übersäuerung des Magens künstlich zu unterdrücken, dann greifen wir aktiv in körpereigene Warnmechanismen ein.
  Der Magen wird überreizt durch Stoffe, die ihm nicht bekommen. In dieser Situation ist Nachdenken über das Gegessene und Getrunkene angesagt, um zukünftig belastende Speisen zu meiden. Die Pillen, die den Blähbauch entblähen oder den Rückfluß der Magensäure unterdrücken, machen den Menschen langfristig todsicher krank.
- Nur wer sich immer wieder diese Gedanken zur eigenen Gesundheit macht, gehört nicht zu den inzwischen mehr als 30 % Bundesbürgern, die in den letzten 20 Jahren einen geschwächten Magenschließmuskel mit Rückfluß der Säure in die Speiseröhre entwickelt haben. Tendenz steigend zur Freude der Darmspezialisten!
- Bei der meist überflüssigen bis schädlichen Fiebersenkung während eines Infektes wird auch viel zu oft die hilfreiche Abwehrreaktion des Körpers unterdrückt. Möglicherweise ist auch das eine weitere Ursache für die Vermehrung der Dysbiosen des Darmes und die ständige Zunahme der Allergien.

Im Feuer des Fiebers verbrennen Stoffwechselschlacken in der Grundsubstanz. Durch Schweiß, vertiefte Atmung und oft forcierte Ausscheidung wird der Körper durch einen hoch fieberhaften Infekt sehr effektiv entgiftet.

Gesunder Darm macht Doktor arm!

Aqua sanat – Das Wasser heilt!

Gesundes reines Wasser und Sauerstoff aus reiner Luft sind heute die Stoffe, an denen es den Menschen am meisten mangelt.
Da es im Körper keine Stofftransporte ohne das Lösungsmittel Wasser geben kann, führt ein relativer Wassermangel schnell zu vielfältigen Störungen.
Die Stoffwechselschlacken im Gewebe flocken bei fehlender Flüssigkeit schnell aus und bleiben nahe dem Ort der Entstehung in der Grundsubstanz liegen.
Die Ausscheidungs- und Konzentrationsfähigkeit der Nieren ist an die Menge des Lösungswassers gebunden. Bei zu geringer Wasseraufnahme wird die Konzentrationsfähigkeit der Niere überschritten. Das führt zu einer reduzierten Entgiftung und möglicherweise zu einer Kristallisation von Salzen in den ableitenden Harnwegen, d.h. zur Steinbildung.
Alte Menschen, aber manchmal auch junge, trocknen aus und blockieren damit ihren Stoffwechsel.
Reines Wasser, das wir brauchen, ist nicht durch Kaffee, Cola oder Saft zu ersetzen. Wenn Sie sich nicht wohlfühlen, probieren Sie 1 bis 2 Liter Wasser aus der Leitung. Häufig geht es Ihnen dann nach 1 bis 2 Stunden wesentlich besser.
3 Liter Flüssigkeit am Tag sollte man trinken. Davon gern 1 bis 2 Liter als klares Wasser oder dünnen nicht aromatisierten Tee.
Aqua sanat! – Das Wasser wäscht das Körpergewebe rein. Allergien verschwinden, und der Mensch fühlt sich wohl!

Merke:
Bei wechselnden Muskel-Gelenk-Schmerzen sollte man in 1 Stunde 2 Liter reines Wasser trinken. Nach einer weiteren Stunde hat man seinen Schmerz oft mit dem Urin ausgewaschen, weil die Schmerzauslöser meistens wasserlösliche Lebensmittelchemikalien sind!

F.-X. Mayr-Griff

Neben der Beurteilung der typischen Haltungsbilder nach F.-X. Mayr haben wir bei der gekonnten Bauchuntersuchung unter anderem einen für den Patienten meist sehr beeindruckenden Handgriff, um die jeweiligen Auswirkungen der Darmstörung für den Patienten sichtbar zu machen.
Greift der hinter dem Patienten stehende Therapeut mit beiden Händen unter die Bauchschürze des vor ihm stehenden Patienten und hebt den Darm an, kann der Patient den Kopf beidseits wesentlich weiter zu den Schultern rotieren als mit Hängebauch!
Der Zuwachs an Bewegungsfreiheit der Halswirbelsäule ist direkt abhängig vom Ausmaß und der Schwere der vorliegenden Darmstörung.
Ein akuter rheumatischer Schiefhals ist meistens innerhalb von ca. 20 Minuten durch gekonnte Bauch- und Darmmassage im Sinne einer visceralen Osteopathie schonend zu deblockieren!
Wenn der Patient und der Therapeut diese sanften Wechselwirkungen selber erfahren haben, werden chirotherapeutische Eingriffe an der Wirbelsäule mit größerem Kraftaufwand stets kritisch beurteilt werden.

Einflussmöglichkeiten auf Regulationsstörungen

In diesem Buch sind viele verschiedene Gesundheitsstörungen und, neben der hypoallergenen orthomolekularen Therapie, weitere sehr unterschiedliche Therapieansätze angesprochen worden.
Aus der täglichen naturheilkundlich-medizinischen Praxis kennen wir noch eine Vielzahl weiterer Einflußmöglichkeiten auf den kranken Körper, die in der folgenden Übersicht beispielhaft zusammengefaßt werden.

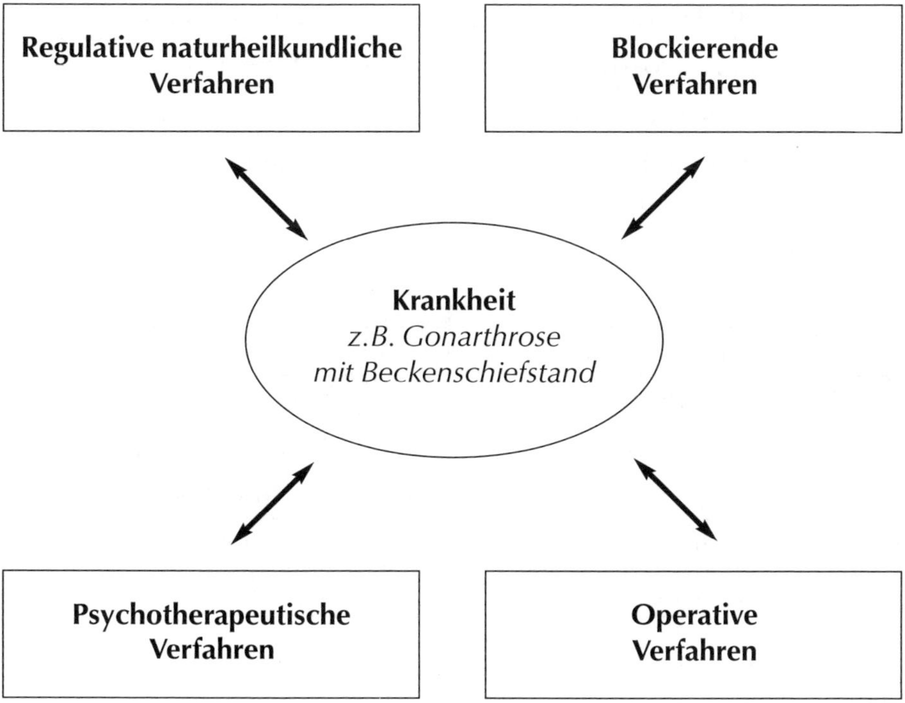

EINFLUSSMÖGLICHKEITEN AUF REGULATIONSSTÖRUNGEN

Regulative Verfahren

Akupressur	Kneipp-Therapie
Akupunktur	Krankengymnastik
Angew. Kinesiologie	Kryotherapie
Ayurveda	Lichttherapie
Bachblüten	Massagen
Bioresonanz	Musiktherapie
Bißkorrektur	Neuraltherapie
Colon-Hydro-Therapie	Osteopathie
Cranio-sacral Therapie	Psychotherapie
Darmsanierung	Reizstrom
Edelstein-Therapie	Sauna
Ernährungs-Therapie	Schüßler Biochemie
F.-X.Mayr	Shiazu
Fango-Therapie	Sport
Farb-Therapie	Störfeldsanierung
Fasten	Symbioselenkung
Homöopathie	Trennkost
hypoallergene Kost	Trinkkur
Klimatherapie	Vollwertkost

Die a.o. Verfahren sind abhängig vom Fall einzusetzen. Sie sind nicht immer schnell wirksam, aber ohne schädigende Nebenwirkungen.

Die naturkundliche Behandlung mit nur einem oder einigen wenigen Verfahren führt meistens nicht zu einer dauerhaften Heilung. Krankheiten sind oft komplex – und so sollten auch die therapeutischen Eingriffe sein.

Einflussmöglichkeiten auf Regulationsstörungen

Psychotherapeutische Verfahren

Autogenes Training	Gesprächstherapie
Hypnose	Neuroling. Progr. NLP
Übende Verfahren	Verhaltenstherapie

Blockierende Verfahren

Cortison	Radiatio-Bestrahlung
Antirheumatika	Krebsmedikamente

Operative Verfahren

Arthroskopie	Gelenkersatz
operative Glättung	Umstellungs-Operation
Meniskus-Operation	Versteifungs-Operation

Apfelessig-Kur nach Hildegard von Bingen

Die Hildegard von Bingen-Medizin hat unter anderem die Trinkkur mit Apfelessig und anderen Säuren allgemein bekannt und zu einer Mode gemacht.

Viele Therapieempfehlungen dieser klugen Frau sind sicher auch heute noch sinnvoll und richtig. Leider werden aber wegen der fehlenden Grundüberlegungen bezüglich moderner Ernährung und Verhaltensweisen sowie der fehlenden eigenen kritischen Therapieerfahrungen tausend Jahre alte gute Empfehlungen in unsere Zeit gelegentlich falsch übertragen.
Die offensichtlichen schlechten Ergebnisse solcher Therapien werden einfach nicht zur Kenntnis genommen, sondern mit irgendwelchen anderen nicht bekannten störenden Einflüssen zu erklären versucht.
Das Säure-Basen-Problem habe ich schon früher umfassend für unsere moderne Zeit umrissen. Grundübel unserer Tage ist neben dem Streß eine zu zuckerreiche, durch industrielle Konfektionierung denaturierte und an Transfetten reiche Kost.
Weitere Belastungen sind künstliche Aromen und diverse sonstige Zusatzstoffe in der Nahrung und in den in immenser Zahl verordneten Medikamenten, die alle eines gemeinsam haben: Sie machen die Gesamtbilanz des Körpers sauer!
Geben wir einem derart übersäuerten Körper noch zusätzliche Säure, so mag sich der Betroffene vielleicht kurzfristig besser fühlen, denn er „tut ja was für seine Gesundheit."
Tatsächlich fördert er fast immer nur seine Osteoporoseentwicklung, weil die zusätzliche Säure durch Abbau von Knochensubstanz auch noch abgepuffert werden muß.

Ob das bei Hildegard von Bingen anders war? Natürlich, weil die arbeitende Bevölkerung z.B. nur an hohen Feiertagen Fleisch aß. – Weil fettes Fleisch basisch ist! – Und weil es z.B. kein Formaldehyd in den Häusern gab, das in der Leber über Essigsäure abgebaut und als Säure von den Nieren ausgeschieden werden mußte.
Und wenn Sie sich die Nährstofftabelle sauer-basisch einmal genauer ansehen, werden Sie feststellen, daß alle fetten Fleischarten basisch sind in der Gesamtbilanz.
Um die Jahrtausendwende und im Mittelalter haben sich die Menschen ganz überwiegend durch Gemüse, Getreide und natürliche Fette wie

Schmalz, Talg oder Butter sowie durch Öle ernährt. Dazu gab es Milch, Milchprodukte und gelegentlich auch fettes Fleisch.
Alle Nahrungsmittel der damaligen Zeit hatten demnach eine basische Bilanz in der Ernährung. Die körperliche Arbeit führte dann dazu, daß durch die körpereigene Produktion von Säuren im Stoffwechsel ein gewisser Ausgleich geschaffen werden konnte, der aber nach den Erkenntnissen der Hildegard von Bingen offensichtlich nicht immer ausreichte.
Unter diesen Voraussetzungen ist die Apfelessigkur eine bahnbrechende Erkenntnis dieser weisen Frau gewesen, die vielen Zeitgenossen damit geholfen hat, basische Stoffwechselschlacken besser auszuscheiden und dadurch von chronischen Erkrankungen jener Zeit zu genesen.
Heute treffen diese Voraussetzungen nur noch auf sehr wenige Menschen unseres Kulturkreises zu. Dazu gehören sicher zuerst die reinen Vegetarier oder Veganer, die tierisches Eiweiß in jeder Form ablehnen.
Dazu können auch Menschen gehören, die aus welchen Gründen auch immer einen basisch entgleisten Säure-Basen-Stoffwechsel haben und deshalb im Urintest regelmäßig basisch reagieren.
Ich kann Ihnen versichern, daß ich in meiner Praxis solche Patienten vielleicht dreimal im Jahr antreffe. Alle anderen chronisch Kranken zeichnen sich unter anderem durch eine starke Übersäuerung aus, denen zusätzlicher Apfelessig nur schadet.
Wer die guten gesunden Inhaltsstoffe des Apfels schätzt und nicht so gerne Äpfel ißt, sollte auf reinen naturbelassenen Apfelsaft vollreifer hiesiger Früchte zurückgreifen. – Aber bitte nicht aus Folienpackungen und Konzentrat oder Dicksaft!

Käse – ein gesundes Nahrungsmittel?

Um die Einsatzorte der Nahrungsmittelchemie an einem Beispiel klar zu machen:
Der Käse, den Sie im Supermarkt für wenig Geld preiswert erstehen, enthält leider meistens nicht nur das gereifte Milcheiweiß.
Bakterien und Schimmelpilze sollten eigentlich fermentieren und dabei das sortentypische Aroma natürlich und gesund entwickeln.

Im modernen konventionellen Käse sind heute aber leider oft

- mehrere verschiedene chemische Farbstoffe zur Optimierung des Aussehens
- einzelne oder mehrere chemische Aromen zur Optimierung des Geschmacks und zur Vortäuschung eines höheren Reifungs-Alters bei „altem" Käse
- chemische Stabilisatoren und Reifungsstopper, die das Fortschreiten der Fermentation bis zu einem möglichen Zerfall des Handelsproduktes blockieren
- Fußpilzmittel, die dafür sorgen, daß der Käse lange scheinbar frisch und unverschimmelt aussieht, wenn er im Anschnitt ist.

Derartige chemische Kunstprodukte sind langfristig gesundheitsschädlich und machen Nahrungsmittelstreß auch beim Gesunden! Wieviel mehr noch bei Patienten mit Colitis oder Morbus Crohn?
Außerdem ist für keinen dieser Zusatzstoffe irgendwann geprüft worden, wie solche Substanzen auf starke Erhitzung beim Überbacken als Pizza, Auflauf usw. reagieren.
Die Frage nach Reaktionen untereinander in Anwesenheit weiterer Chemikalien ist auch ungeklärt.
Die Krebsauslöser aus dem Grillfleisch sind inzwischen jedem geläufig.
Die negativen Auswirkungen leichtfertiger Gewinnmaximierung einer nur auf Gewinn ausgerichteten Nahrungsmittelindustrie werden bisher nicht weiter beachtet: Aus mangelndem öffentlichen und wirtschaftlichen Interesse!
Selbst Bio-Käse wurde unkritisch zumindest bis Ende 1998 in krankmachenden Folien gereift. Vorsicht Weichmacher!
Chemische Fremdstoffe zerstören die Symbiose im Darm.

Praxis-Fall: Schwangerschaftsekzem

Eine 32Jährige kam mit therapieresistentem Ekzem in der 33. SSW zu mir. Cortison der Uni-Hautklinik hatte auch nicht geholfen.
Nach 2 1/2 Wochen Kostumstellung unter **hoT** war alles völlig abgeheilt.
In der 38. SSW kam die Patientin mit einem „Rückfall".
Die Ursache war nach 30 Minuten Gespräch klar: „Supermarkt-Gouda" zum Überbacken einer einzigen selbst gemachten Pizza!
Nach 5 Tagen mit 3 l Wasser pro Tag war alles wieder gut.
Das Kind kam wenige Tage später gesund zur Welt.

Haushaltskunststoffe mit Weichmachern

In diesem Jahr wurden von der EU endlich einige Weichmacher verboten, die in Kinderspielzeug oder Saugern eingesetzt wurden. Die gleichen Chemikalien finden sich in vielen Haushaltskunststoffen vom Typ Tupper, die langfristig dadurch elastisch bleiben.
Diese zur chemischen Gruppe der Phtalate gehörenden giftigen, fettlöslichen Chemikalien sind krebserregend, stören die Hormondrüsen und die Fruchtbarkeit. Aus ungeklärter Ursache sind sie bei Knaben im Urin in höherer Konzentration nachweisbar als bei Mädchen.
Weichmacherhaltige Kunststoffe gehören nicht in die Küche und schon gar nicht in Kontakt mit Lebensmitteln. Wie Sie lagern können? Z.B. in Weckgläsern, WMF-Gefäßen aus Glas oder Metall oder auch in Pergament. Sogenannte PE-Folien und -Beutel sollen auch frei von Weichmachern sein.

hoT-Krankheitsbeziehungen – Tabellen

Wenn wir den Menschen als Ökosystem begreifen, das sich durch Mineralstoffe, Vitamine und ungesättigte Fettsäuren regelt, dann verstehen wir Krankheit logischerweise als eine Dysbalance solcher Substanzen. Das schon angesprochene Beispiel des Allergikers, dessen Allergie unter Zink- und Calciumgabe schlagartig besser wird, gibt auch dem Laien einen deutlichen Hinweis auf diese Zusammenhänge.

Die Tabelle gibt nur einige Beispiele für Mangelerkrankungen!

Orthomolekularia – Mangel-Erkrankungen	
Abwehrschwäche	Hormon-Regelstörung
Allergie	Hüftverschleiß
Arteriosklerose	Kinderwunsch
Asthma bronchiale	Leistungsknick
Beinlängenstörungen	Lernstörungen
Blutbildungsstörungen	Narbenstörfelder
Bluthochdruck	Nervenstörungen
chron. entzündl. Darm	Nierenerkrankungen
Fettstoffwechselstörung	Rheuma
Gicht	Schilddrüsenstörungen
Hautkrankheiten	Wirbelsäulensyndrom

Alle diese Erkrankungen sind mit hypoallergener orthomolekularer Therapie positiv zu beeinflussen oder sogar vollständig zu heilen. Gerade sogenannte Befindlichkeitsstörungen oder orthopädische Fehlhaltungen sind frühe Hinweise auf eine zugrunde liegende **hoT**-Störung. Im Rahmen meiner AK-Ausbildung habe ich voller Staunen gelernt, daß wir z.B. die meisten Schmerzen augenblicklich mit dem „richtigen" Mineral oder Spurenelement im Mund des Patienten auslöschen können. Das ist so beeindruckend, daß man es gar nicht glaubt, wenn man nicht selber dieses Phänomen am eigenen Körper erfahren hat.

Am häufigsten helfen dabei die hypoallergenen Carbonate von Calcium und Magnesium, gefolgt von Zink und Selen. Lachsöl und Nachtkerzenöl löschen oft Schmerzen, die von fettlöslichen Umweltgiften unterhalten werden, spontan aus.
Auch verschiedene Vitamine sind in Einzelfällen erfolgreich bei der Schmerztestung.
Wenn man zunächst mit den positiv testenden Substanzen behandelt, kommt es oft innerhalb weniger Wochen wieder zu Schmerzen, die dann jedoch auf andere Stoffe gut ansprechen.
Der Schmerz als Alarmsignal verschwindet zumeist dauerhaft, wenn der Körper sowohl von chronischen Infekten durch Pilze, Amöben oder Chlamydien usw. saniert ist und ein erfolgreicher orthomolekularer Ausgleich stattgefunden hat.
Langfristige Gesundheit ist jedoch nur dann zu erwarten, wenn die tägliche Kost mit Überlegung möglichst natürlich zusammengestellt wird.
Eine dauerhaft ausreichende Trinkmenge von mehr als 1 l Wasser pro Tag zusätzlich zu den üblichen Getränken dient der weiteren Optimierung der gesunden körpereigenen Regulationsfähigkeit. – Aqua sanat!

Muskel-Schmerz-Orthomolekular-Beziehungen

Schmerzhafte Muskelgruppe	Mineralstoffe – Spurenelemente – Vitamine – Fettsäuren	Behandlungs-Wochen
Schultermuskeln	Magnesium, Calcium, Vitamin C, Chrom, Zink	3 bis 5 Wo
Brustmuskeln	Magnesium, Calcium, Zink, Molybdän	4 bis 6 Wo
Halsmuskeln vorn	Jod, Vitamin B-Komplex, Zink, Cinnabaris	4 bis 6 Wo
Halsmuskeln hinten	Magnesium, Calcium, Vitamin C, Cinnabaris	4 bis 6 Wo
Rückenmuskeln	Zink, Calcium, Magnesium, Schwarzkümmelöl	8 bis 12 Wo
Bauchmuskeln	Mangan, Molybdän, Zink, Nachtkerzenöl	8 bis 12 Wo
Gesäßmuskeln	Calcium, Vitamin C, Selen, Zink, Lachsöl	4 bis 6 Wo
Oberschenkel innen	Vitamin C, Vitamin E, Vitamin A, Wasser, Lachsöl	6 bis 8 Wo
Oberschenkel hinten	Calcium, Vit. E, Vit. B-Komplex, Nachtkerzenöl	4 bis 6 Wo
Oberschenkel vorn	Calcium, Vitamin B-Komplex, Coenzym Q 10	8 bis 12 Wo
Knie / Meniskus	Vitamin C, Vit. B-Komplex, Mangan, Eisen, Zink	6 bis 8 Wo
Wadenmuskulatur	Magnesium, Calcium, Vitamin C	6 bis 8 Wo

Krankheit – Mineralstoffe – Naturheilkundliche Therapieempfehlung

Erkrankung	**NHV-Therapieempfehlung**	**Dauer**
Augenerkrankungen	Vitamine A, C, E, B-Komplex, Selen	3 bis 5 Monate
Asthma	**hoT**, Ω-3, Ω-6, FS, TUW-Test, NMU-Test!	4 bis 6 Monate
Allergie	**hoT**, Ω-3, Ω-6, FS, TUW-Test, NMU-Test!	4 bis 6 Monate
Neurodermitis	wie Allergie, Leinöl auch einreiben!	4 bis 6 Monate
chron. entzünd. Darmerkrank.	wie Allergie, Pilz-, Infektsanierung des Darms!	ganzjährig
Kinderwunsch	wie Allergie, Schwermetallausleitung	6 bis 12 Monate
Lebererkrankungen	**hoT**, Ω-3, Ω-6-Fettsäuren (FS), NMU-Test!	ganzjährig
Wirbelsäulensyndrom	Säure-Basen, NMU-Test, Fasten 10 Tage!	ganzjährig
Nagelpilz therapieresistent	**hoT,** NMU-Test, Pilz-, Infektsanierung Darm!	3 bis 6 Monate
Migräne, Kopfschmerzen	Magnesium, NMU-Test! Fasten 10 Tage!	2 bis 3 Monate
Schmerzsyndrome	**hoT,** NMU-Test! Fasten 7 Tage!	6 bis 8 Monate
Wirbelsäulenblockierungen	**hoT,** NMU-Test! Fasten 7 Tage!	6 bis 9 Monate
Fußgelenke, umknicken	**hoT,** Säure-Basen, NMU-Test!	2 bis 3 Monate

GESUNDHEITLICHE OPTIMIERUNG DURCH HOT-MINERALSTOFFE UND SPURENELEMENTE

Tägliche Einnahme zur Verbesserung der Hormonellen Regulation und Infektabwehr

Stoffe	1. Wo.	Rest	2. Monat	3. Monat	1. Wo.	Rest	5. Monat	6. Monat
Calcium[1)]	3 x 1	3 x 1	1 - 2	1 - 2	Bei Übersäurung 2 z.N.*			
Kalium					3 x 1	3 x 1	1 - 2	1 - 2
Magnesium[1)]	3 x 1	3 x 1	3 x 1	1 - 2	1 - 2	1 - 2	3 x 1	1 - 2
Zink	3 x 2	3 x 1	1 - 2	1 - 2	1	1	3 x 1	1
Selen					3 x 1	1 - 2	1 - 2	1 - 2
Mangan					3 x 1	1 - 2	1 - 2	1 - 2
Chrom			1 - 2	1 - 2	1 - 2	1		
Eisen			1 - 2		1 - 2	1		
Jod	1	1	1	1	3 x 1	1 - 2	1 - 2	1 - 2
Natrium	3 - 6	Nur bei speziellem Bedarf nach sportlichen Belastungen						
Kupfer	1 - 2	Nur bei speziellem Bedarf gemäß Testergebnis						

* **z.N.** heißt zur Nacht, kommt bei Übersäuerung infrage. Die Basentherapie wird mit Calcium und Magnesium durchgeführt. Siehe auch „Säure-Basen-Gleichgewicht".

1) Kann als **hypo-A**-Kombination eingesetzt werden mit 3 bis 5 x 1 Kapsel nach dem Essen.

Gesundheitliche Optimierung durch hoT-Vitamine und Fettsäuren

Tägliche Einnahme zur Verbesserung der Hormonellen Regulation und Infektabwehr

Vitamine	1. Wo.	Rest	2. Monat	3. Monat	1. Wo.	Rest	5. Monat	6. Monat
Vitamin A[1]	3 x 1	3 x 1	1 - 2	1 - 2				
Vitamin B-Komplex					3 x 2	3 x 1	1 - 2	1 - 2
Vitamin C[2]	3 x 2	3 x 2	3 x 1	3 x 1	1	1	3 x 2	1
Vitamin D	3 x 1	1 - 2	1 - 2	1 - 2				
Vitamin E[1]			1 - 2	1 - 2	1 - 2	1		
Biotin			1 - 2	1 - 2	1 - 2	1		
Coenz- Q 10[2]					3 x 1	1 - 2	1 - 2	1 - 2
Lachsöl	6 - 9	6 - 9	4 - 6	4 - 6	2 - 3	2 - 3	2 - 3	2 - 3
Borretschöl			4 - 6	1 - 3	1 - 3	1 - 3	2 - 3	2 - 3
Nachtkerzenöl	1	1	1	1	4 - 6	1 - 3	1 - 3	1 - 3
Schwarzkümmelöl			1 - 2	2 - 3	4 - 6	4 - 6	2 - 3	2 - 3

Borretschöl, Nachtkerzenöl und Schwarzkümmelöl können alternierend entweder / oder genommen werden. Soweit **hoT**-Komplexpräparate eingenommen werden, reduziert sich die Einnahmemenge entsprechend.

[1] Kann als Vitamin AE + Lycopin von **hypo-A** eingesetzt werden.
[2] Kann als Q 10 Vitamin C von **hypo-A** genutzt werden.

GESUNDHEITLICHE OPTIMIERUNG DURCH HOT-KOMPLEXPRÄPARATE VON hypo-A

Präparate	1. Wo.	Rest	2. Monat	3. Monat	1. Wo.	Rest	5. Monat	6. Monat
Alternative:	**hypo-A - Magnesium-Calcium**							
Magnesium-Calcium	3 x 1	3 x 1	3 x 1	3 x 1 + 2 zN	3 x 1	3 x 1	3 x 1 + 2 zN	3 x 1
Alternative:	**hypo-A - Spurenelemente (Zink, Selen, Chrom, Mangan)**							
Spurenelemente	3 x 3	3 x 1	1 - 2	1 - 2	3 x 2	1 - 2	1 - 2	1 - 2
Alternative:	**hypo-A - Vitamin B-Komplex plus (B-Vitamine, Zink, Mangan, Biotin)**							
Vit. B-Komplex plus	1 - 2	1 - 2	1 - 2	1 - 2	3 x 2	3 x 2	3 x 1	1 -2
Alternative:	**hypo-A - Lachsöl**							
Lachsöl	6 - 9	6 - 9	4 - 6	4 - 6	2 - 3	2 - 3	2 - 3	2 - 3
Alternative:	**hypo-A - Vitamin A + E (plus Omega-Fettsäuren)**							
Vit. AE + Lycopin			3 x 2	3 x 1	1 - 2	1 - 2	3 x 1	1 - 2

Anmerkung: Schematische Einnahmeempfehlungen können im Einzelfall gelegentlich nicht passen. Hören Sie auf Ihren Körper und „spielen" Sie mit den Dosiermengen. Wer seine Innere Stimme gut versteht, liegt meistens richtig!

Zweites Halbjahr für umfassende Therapieerfolge

Präparate	1. Wo.	Rest	8. Monat	9. Monat	1. Wo.	Rest	11. Mon.	12. Mon.
Alternative:	**hypo-A - Magnesium-Calcium**							
Magnesium-Calcium	3 x 1	3 x 1	3 x 1	3 x 1 + 2 zN	3 x 1	3 x 1	3 x 1 + 2 zN	3 x 1
Alternative:	**hypo-A - Coenzym Q 10 Vitamin C**							
Q 10 Vit. C	3 x 3	3 x 1	1 - 2	1 - 2	3 x 2	1 - 2	1 - 2	1 - 2
Alternative:	**hypo-A - Vitamin B-Komplex plus**							
Vit. B-Komplex plus	1 - 2	1 - 2	1 - 2	1 - 2	3 x 2	3 x 2	3 x 1	1 - 2
Alternative:	**hypo-A - NK-Borretschöl**							
Borretschöl	4 - 6	4 - 6	2 - 3	2 - 3	2 - 3	2 - 3	2 - 3	2 - 3
Alternative:	**hypo-A - Spurenelemente**							
Spurenelemente			3 x 2	3 x 1	1 - 2	1 - 2	3 x 1	1 - 2

Anmerkung: Schematische Einnahmeempfehlungen können im Einzelfall gelegentlich nicht passen. Hören Sie auf Ihren Körper und „spielen" Sie mit den Dosiermengen. Wer seine Innere Stimme gut versteht, liegt meistens richtig!

HOT-VERZEHREMPFEHLUNG DIETL/OHLENSCHLÄGER

hypoallergenes orthomolekulares Therapeutikum	**Menge mg / Tag**	**Hauptwirkung / Organsystem / Erkrankung**
Calzium	600	Zellen, Osteoporose
Kalium	500	Muskeln, Herz, RR
Magnesium	500	Muskeln, Nerven
Natrium	250	Durchfälle
Chrom	0,15	Zellen, Diabetes
Eisen	30	Blut, Entzündung
Jod	0,3	Hormone
Kupfer	4	Entzündung, Zellen
Mangan	5	Rheuma, Nerven
Molybdän	0,3	Hormone, Nerven
Selen	0,1	Augen, Vergiftung
Ω-3-Fettsäuren	3000	Entzündung, Hormone
Ω-6-Fettsäuren	10000	Horm., Nerven, Haut
Vitamin A	5000	Augen, Schleimhäute
Vitamin B-Kompl.	Regelm	Nerven, Blut, Leber
Vitamin C	bis 2000	Abwehr, Hormone
Vitamin D	0,01	Osteoporose, Haut
Vitamin E	200	Entzündung,Hormone
Vitamin K	0,12	Darm, Knochen

Besonders bei Streß, bei häufigem Genuß industrieller vorgefertigter Nahrungs- und Genußmittel, bei regelmäßigem Nikotin- oder Alkoholgenuß, in der Rekonvaleszenz nach schwereren Krankheiten oder nach Schwangerschaften kann der Mineralstoff- und Vitaminbedarf darüber hinaus deutlich auf das 3- bis 5fache des normalen oben angegebenen Tagesbedarfes erhöht sein !

hoT-Verzehrempfehlung Dietl/Ohlenschläger

Spurenelemente sind bei ungleichen Reaktionspartnern stets einzeln einzunehmen, um Wechselwirkungen und chemische Reaktionen untereinander weitgehend auszuschließen. Dabei kann Zink z.B. zu Beginn einer Mahlzeit, Selen oder Mangan am Schluß der gleichen Mahlzeit eingenommen werden.
Spurenelemente-Gemische sind kritisch zu beurteilen, wenn sie nicht aus gleichen Verbindungspartnern wie Hefe, Citrat, Piccolinat oder ähnlichem bestehen.
Bei unterschiedlichen Gemengen sind chemische Reaktionen untereinander nicht sicher auszuschließen. Zum Schutz vor solchen Reaktionen werden dann notwendigerweise (gesundheitlich bedenkliche) Zusatzstoffe von der Industrie in die Zubereitungen eingeführt.
Leider werden diese wegen der bekannten Nebenwirkungen von den jeweiligen Herstellern nicht immer offen deklariert.

Schutz vor Infarkt und Schlaganfall

Dietl/Ohlenschläger haben in ihrem Buch eine Tabelle zur Insultprophylaxe vorgestellt. Durch die regelmäßige Zufuhr von täglich 2 bis 3 Kapseln Vitamin AE+Lycpin[1] und Selen plus Vitamin C oder alternativ Q 10 Vitamin C kann das Risiko für Herzinfarkt um ca. 60 % gesenkt werden. Das Schlaganfallrisiko sinkt um mehr als 80 %.
Die Überlebenschance für Patienten auf der Intensivstation hängt direkt vom Gehalt der o.a. Vitamine ab. Wer schlecht versorgt ist, hat ein ca. 80 % höheres Sterberisiko!

1) Präparate Fa. **hypo-A**

Dieser Überblick ist nur ein allgemeiner Hinweis auf die zugrunde liegenden Mechanismen. „Schweiß" steht beispielsweise für viele wasserlösliche Stoffe, die eben auch auf diesem Wege ausgeleitet werden können.

Das erklärt einen Aspekt der positiven Wirkung der Sauna: „Verbrennen" durch Überhitzung in der Unterhaut und Ausschleusung im Schweiß.
Veränderungen sehen wir auch bei den Nasensekreten, die in einer Fastenphase ganz anders zusammengesetzt sind und dann meistens ohne Borkenbildung ausleiten.
Eiweißreiche Ausscheidungen können auch fettlösliche Giftstoffe aus dem Körper ausschleusen. Durch Muttermilch wird diese Entgiftung forciert, so daß die gesundheitsbewußte Stillempfehlung lautet: bis zu 6 Monaten stillen!
Der Säugling hat in dieser Zeit von der optimalen Eiweißzusammensetzung der Muttermilch mehr Vorteile, als Belastungen durch ausgeschiedene Giftstoffe wie PCB, Chlorkohlenwasserstoffe u.ä. zu erwarten sind.
Amalgam-Quecksilber wird während der Schwangerschaft auf das Kind übertragen. Das ist oft der erste Schritt in eine Allergieentwicklung beim Säugling.
Die **hoT** bietet uns hier die Möglichkeit, vor der Schwangerschaft eine maximale Entgiftung des Körpers durchzuführen. Während einer Schwangerschaft kann u.U. durch Selen die Ausleitung von Quecksilber auf das Kind reduziert werden.
Spurenelemente allgemein in Verbindung mit Magnesium und Calcium sowie mit ungesättigten Fettsäuren bieten eine gute Grundvoraussetzung für die gesunde Entwicklung des Kindes.
Durch eine sachkundig durchgeführte **hoT** wird ein belasteter Organismus innerhalb von ca. 6 bis 8 Wochen schonend entgiftet und über die zugeführten Substanzen in vielen Regelkreisen deutlich verbessert. Unterstützt wird die Entgiftung entscheidend durch die o.a. erhöhte Trinkmenge.

Ausscheidungswege zur Entgiftung

Frauen	Organ	Männer	Stoffe, z.B.
Haare	Haarbalg	Haare	Arsen
Tränen	Augen	Tränen	Salze
Sekrete	Nase / Mund	Sekrete	Salze
Sekrete	Bronchien	Sekrete	Weichmacher
Gase	Lunge	Gase	Gase
Fettlösliche Gifte	Leber	Fettlösliche Gifte	PCB
Stuhl / Durchfall	Darm	Stuhl / Durchfall	Farbstoffe
Leber -Stuhlgifte	Darm	Leber -Stuhlgifte	Emulgatoren
Urin / Salze	Niere / Blase	Urin / Salze	Salze, Aromen
Wasserlösliche Gifte	Niere / Blase	Wasserlösliche Gifte	Farbstoffe
Schweiß / Wärme	Haut	Schweiß / Wärme	Salze
Talg / Sekrete	Haut	Talg / Sekrete	Weichmacher
Schuppung / Eiter	Haut	Schuppung / Eiter	Zusatzstoffe
Menstruationsblutung	Gebärmutter / Scheide	--	wasserlösliche Gifte
Ausfluß / Zellen	Scheide	--	wasserlösliche Gifte
Ausfluß / Darmsekrete	Unterbauch / Scheide	--	Bakteriengifte
Kind / Fruchtwasser / Nachgeburt	Gebärmutter	-	Schwermetalle
Wochenfluß	Gebärmutter		fettlösliche Gifte
Milch / Sekrete	Brust	--	fettlösliche Gifte
--	Hoden / Penis	Sperma / Sekrete	fettlösliche Gifte
Geschlechts-Hormone Salze / Schweiß	Achselhöhle	Geschlechts-Hormone Salze / Schweiß	fettlösliche Gifte, Bakteriengifte
Geschlechts-Hormone	Urogenitalregion	Geschlechts-Hormone	fettlösliche Gifte
Salze / Schweiß	Hände	Salze / Schweiß	Salze, Säuren
Salze / Schweiß	Füße	Salze / Schweiß	Salze, Säuren

Hormonelle Funktionskreise schematisch

Regulation hemmend **Regulation anregend**

(stark vereinfacht von P.-H. Volkmann)

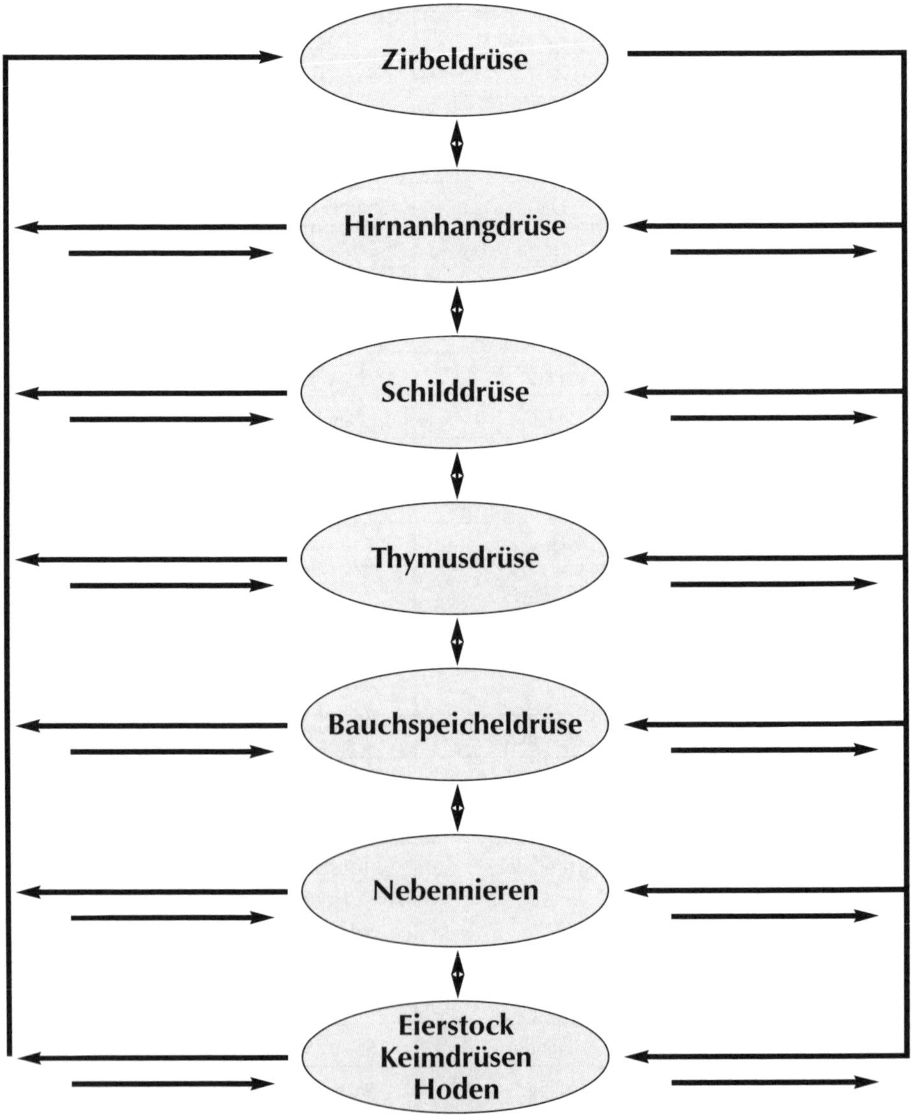

Hormondrüsen und ihre Lokalisation

Je nach Zugang zur Naturheilkunde orientieren wir uns beispielsweise an der Chakrenlehre, wobei wir diese Chakren den 7 Austrittspunkten der Steuerdrüsen des Körpers zuordnen.

1. Vom Schädeldach ausgehend liegt in der Mitte der Pfeilnaht der Austritts- oder Kontaktpunkt zur Epiphyse, die auch *Corpus pineale* oder *Zirbeldrüse* genannt wird. Sie ist unser höchstes nervliches und hormonelles Steuerorgan im Gehirn.

2. Als sogenanntes Drittes Auge finden wir an der Nasenwurzel den Austritt der *Hypophyse*, der *Hirnanhangdrüse* und des *Hypothalamus*, die man nach ihren Funktionsanteilen in rein nervliche sowie in rein hormonelle Anteile unterscheiden kann.

3. Die *Thyreoidea* oder *Schilddrüse* ist jedem Interessierten bekannt und liegt vor der Luftröhre unterhalb des Kehlkopfes bzw. des Schildknorpels. Sie produziert die Schilddrüsenhormone oder bildet bei Fehlfunktion den Kropf.

4. Hinter dem Brustbein etwa auf der Höhe der Brustwarzen liegt der *Thymus*, der aus dem Griechischen übersetzt *Brustdrüse* heißt. Er ist nicht zu verwechseln mit der milchliefernden Brustdrüse der Frau, sondern ist ein lymphatisches Abwehrorgan des Menschen. Entgegen der landläufigen Auffassung der Schulmedizin ist der Thymus auch beim Erwachsenen in Funktion und steuert die Infekt-Abwehr.

5. Unterhalb des linken Rippenbogens neben der Mittellinie liegt die Zone des *Pankreas*, das ist die *Bauchspeicheldrüse*, die neben dem Zuckerstoffwechsel mit dem Insulin auch die Verdauung im Dünndarm z.B. über das Pankreatin steuert.

6. Etwa zwei bis drei fingerbreit unterhalb der Rippenbögen liegen parallel zur Mittellinie die Austrittspunkte der doppelt angelegten *Glandulae suprarenales*, das sind die *Nebennieren*, die unter anderem unsere Streßhormone Adrenalin und Noradrenalin steuern.

7. Auf dem Schambein, das ist der vordere Beckenknochen unter der Schambehaarung, liegt der Austrittspunkt für unsere *Sexualdrüsen*. Beim Mann testen wir hier die *Hodenfunktion* mit z.B. dem Testosteron, bei der Frau die *Eierstöcke* und die *Gebärmutter* mit unterschiedlichen Hormonen je nach Cykluslage.
   Ist der Hormoncyklus gestört, finden wir hier im AK-Test mit der TL stets eine Schwächung.

Verglichen mit den Wurzeln der Pflanzen im Erdreich stehen wir mit unseren Darmzotten im Darminhalt, dem wir die lebensnotwendigen Nährstoffe und Flüssigkeit entnehmen.

Haben Sie sich einmal überlegt, in welchem Junkfood-Brei – Abfall / Müllessen wörtlich übersetzt! – die Darmzotten vieler Zeitgenossen stehen, die heute so zahlreich zu Ärzten gehen?

Bei der aufmerksamen Beobachtung einer Pflanze können wir die dezenten Einflüsse und Störungen leicht erkennen, die sich aus Licht und Schatten, aus zuviel oder zu wenig Wasser, aus zu schwerem oder zu leichtem Boden, zu sauer oder zu basisch, zu trocken oder zu feucht usw. entwickeln.

Sogar auf Umwelteinflüsse wie Benzol, Weichmacher oder sonstige Wohngifte reagieren viele Pflanzen bekanntermaßen mit Kümmerwuchs.

Nur der moderne Mensch hat damit, zumindest nach Meinung der Universitätsmedizin und der großen Politik, wenig oder gar keine Probleme.

Die gleichen Koryphäen erklären dann ohne Scham, Neurodermitis oder Colitis ulcerosa seien nicht heilbar und Unfruchtbarkeit müsse nur mit Megadosen von industriellen synthetischen Hormonen beschossen werden, dann sei die Welt schon in Ordnung.

Die oft unkritischen Patienten und – bezogen auf die Hormone – die Fauna der Flüsse, Seen und Meere haben an dieser scheinbar so „wissenschaftlichen" Unvernunft zu leiden.

Innerhalb von 18 Monaten hatte ich 2 Krebspatienten, die Jahrzehnte hautkrank waren – „unheilbar" – weil der Darm chronisch überlastet und die Kost Junkfood war! Wissenschaftliche Ernährungsberatung Fehlanzeige!

Wissenschaft war einmal die vorurteilslose geistige Auseinandersetzung mit neuen oder unbekannten Phänomenen und Gedanken.

Die heute oft fehlende wissenschaftliche Offenheit und Selbstkritik wird nur noch von der Geldhörigkeit weiter Kreise der öffentlichen Wissenschaft übertroffen.

Nur so ist zu verstehen, daß, angefangen vom Margarine-Sponsering der offiziellen Fettforschung seit den 70er Jahren mit der bewußten Irreführung der Bevölkerung über die Eigenschaften gesunder Öle und Fette, bis zur weiteren Verwendung von gesundheitsgefährdendem Amalgam immer

„Wissenschaftler" bereit stehen, die die Harmlosigkeit aller Gifte nur zu gern mit einer Studie gegen Zahlung eines entsprechenden Obolus „belegen".

Und genau diese gekaufte Wissenschaft ist neben der Politik verantwortlich für viele kostenträchtige Fehlentwicklungen auch im Gesundheitswesen.

Die oft gesundheitsgefährdende Ernährung, Genfood ohne jede Vernunft, helfende und gleichzeitig durch Zusatzstoffe chronisch krankmachende bunte Medikamente sind neben der lebensbedrohenden Zerstörung reiner Luft, reinen Wassers und gesunder Wohnungen die modernen Grundübel.

Elektrosmog ist eine weitere Keule, mit der Milliarden verdient und Millionen krank gemacht werden. Und er ist eine weitere nicht zu unterschätzende Ursache in der Entwicklung von chronischen Krankheiten.

Erst aktuell hat eine amerikanische Universität die Auswirkungen von Magnetfeldern auf die Hirnfunktion belegen können.

Dabei sind auch therapeutisch helfende Feldstärken und Frequenzmuster entdeckt worden, mit denen der Neurologe Depressionen oder Schizophrenien bessern oder gar heilen kann.

Magnetfelder sind bei uns trotz eindeutiger Erfolge in der UDSSR von der offiziellen Medizin bis vor kurzem als völliger Humbug verpönt worden.

Die Erkenntnisfähigkeit und Erkenntniswilligkeit in Wissenschaft und Politik hat in den letzten 30 Jahren in Deutschland beängstigend abgenommen.

Gut und richtig scheint alles, was zu Geld und Umsatz führt. „Nebenwirkungen" des modernen Lebens werden mit „immer besseren Waffen" der Wissenschaft geschlagen.

Leider halten sich weder die Natur im allgemeinen noch z.B. die Bakterien im besonderen an diese modernen Wissenschaftstheorien.

Die Tatsache, daß es inzwischen in vielen Operationssälen Keime gibt, gegen die kein Antibiotikum mehr hilft, ist ein Alarmsignal, das Wissenschaft und Politik ernster nehmen sollten.

Wenn diese Tatsache ernst genommen würde, hätten die Behörden schnell die Möglichkeit, neue Antibiotika nur für eng definierte Erkrankungen und z.B. nur für die Hand des Klinikers zuzulassen. Das wäre allerdings eine unerwünschte Umsatzbremse für die Pharmaindustrie.

Krankheitsentstehung – *Politisch*

Für die Naturheilkunde sind viele natürliche Kräuter und Mineralien gewachsen, die keine Nebenwirkungen und Resistenzen verursachen.

Die Pharmakologen-Sprüche:

Was wirkt hat auch Nebenwirkungen!
oder: Ohne Nebenwirkung keine Wirkung!
sind wissenschaftlich absoluter Humbug.
2 Liter klares Wasser wirken oft Wunder!

… aber die Welt ist anders:

Reine Hochseeluft oder reine Gebirgsluft
wirken Wunder bei Asthmatikern
ohne Nebenwirkung!

Wunder stehen nicht im Gegensatz zur Natur,
sondern nur im Gegensatz zu dem,
was wir von der Natur verstehen.

(Kirchenvater Augustinus vor ca. 1200 Jahren)

Deine Nahrung sei Deine Medizin –
Deine Medizin sei Deine Nahrung!

(Hippokrates)

Eine lokale Störung in der Grundsubstanz führt innerhalb der regulativen Vorgänge im Körper automatisch zu einer Fortleitung von Fehler-Informationen, die ihrerseits Wechselwirkungen auf die Grundsubstanz am Ursprungsort sowie in gekoppelten Geweben nach sich ziehen.
Die Informationsübermittlung läuft über unterschiedliche Wege. Durch örtliche Reizung oder Entzündung kommt es zu pH-Änderungen am Ort der Störung. Diese wird informativ in der Grundsubstanz unter Umgehung von Zellen und Nervenbahnen weitergeleitet. Das ist vielleicht vergleichbar der Welleninformation, die ein Stein im einem ruhenden See auslöst.
Dabei ist weder die Größe des Steines noch die umgebende Wassermasse ein entscheidendes Kriterium. Mit einem kleinen Kiesel kann man auch der spiegelglatten Ostsee kurzfristig eine Information aufprägen, die unendlich weit laufen kann. Und kein Wassermolekül kann sich dieser Information entziehen.
Lokale Schädigungen werden andererseits direkt von Zelle zu Zelle übertragen und so fortgeleitet. Man kann das z.B. gelegentlich bei der Entwicklung eines Kontaktekzems beobachten. Zunächst ist nur eine umschriebene Zone betroffen. Im Verlauf einer solchen Ekzemation kann es aber zu einer immer größeren Ausbreitung des Ekzems kommen, obwohl das neu befallene Gewebe mit der ursächlichen Substanz schon lange nicht mehr im Kontakt steht.
Ein anderes Beispiel für die Leitung in Nachbargewebe ist das Aufschwingen des Schwingkreises bei einem Epileptiker vor dem Anfall. Ein Zentrum entwickelt eine Störschwingung, mit der das umliegende Gewebe in Resonanz geht. Das führt u.U. bis zu einem hirnorganischen Anfall, der eine mehr oder minder vollständige Entladung des Systems nach dem Krampfanfall zurückläßt.
Informationen über lokale Störungen werden auch vom Autonomen Nervensystem (ANS) übermittelt und gesteuert. Das ANS ist Bestandteil des Zentralnervensystems (ZNS) und regelt selbständig über die Wege der Zellausläufer der Nervenzellen.
Die Reflexe laufen z.B. im ANS automatisch ab, soweit sie nicht gestört sind. Alle begrenzten Störungen münden, wenn sie nicht frühzeitig vom Körper saniert werden, in eine stärkere Entgleisung der Grundregulation wie z.B. bei einer Virus-Grippe.

Im Falle einer chronischen Störung kann es nach vielen Jahren z.B. auch zu einem Krebs kommen.
Das klassische Alarmsignal des Körpers ist neben dem Fieber der Schmerz. Dabei ist zu unterscheiden zwischen Schmerzen, die dem Patienten selber bewußt werden und solchen, die der Körper mehr oder weniger lange selbständig kompensiert.
Selbst schwere Krebserkrankungen fallen zumeist nicht wegen der Schmerzen, sondern wegen sogenannter funktioneller Störungen auf!
Eine solche Schmerz-Kompensation zeigt sich z.B. bei einer gründlichen Untersuchung des Bauchraumes.
Schon F.-X. Mayr fiel auf, daß es kaum Patienten gab, deren Bauch bei gründlicher Untersuchung mit tiefer Palpation nicht schmerzte.
Der Bauchschmerz hatte die Patienten aber damals wie heute gar nicht zum Arzt geführt, sondern z.B. die Leberschmerzen. Wenn die Leber schmerzt, ist die Kompensationsmöglichkeit des Körpers im Bauchraum aber lange überschritten.
In der Regel macht ein Darm, der schon lange krank ist, die Leber letztendlich auch krank. Gleiches sehen wir heute bei der chronischen Pankreatitis, der chronischen Bauchspeicheldrüsen-Entzündung.
Noch 1975 steht der Normalwert der Lipase im Serum bei maximal 2 U/ml nach den Normalwerten des MSD-Manual, erschienen bei Urban und Schwarzenberg.
In meiner Praxis gilt eine Lipase über 100 U/ml im Serum als deutlicher Hinweis auf eine Störung der Regulation im oberen Magen-Darmtrakt.
Ursache ist zumeist eine schon lange bestehende Dysbiose und Nahrungsmittelunverträglichkeiten, die dem Betroffenen aber in der Regel nicht bewußt sind.
Erhöhte Werte über 200 U/ml sind heute schulmedizinisch ein krankhafter Befund. Fragen Sie jedoch den Gastroenterologen, dann haben das inzwischen auch schon so viele Patienten, daß es für den Fachmann schon meistens „normal" ist.
Das klassische Beispiel für die autonome Begrenzung einer Störung ist die Entwicklung einer Schonhaltung. Jeder Schmerz, auch der vom Patienten zunächst noch gar nicht gefühlte, stellt schon zu Beginn der Entgleisung selbständig über das ANS das umgebende Muskelgewebe ruhig.

Der auslösende oft gar nicht empfundene ursächliche Schmerz führt so zu einer muskulären Verspannung der umgebenden Muskulatur als sogenannter Muskelhartspann, der seinerseits die freie Beweglichkeit der anliegenden Gelenke blockiert.
Das trifft in typischer Weise auf die bekannten Wirbelsäulensyndrome ganz besonders zu. Der autonom unterdrückte nicht empfundene viscerale, d.h. der Darm-Bauchschmerz, löst den muskulären Hartspann der Rücken- und Bauchmuskulatur aus.
Das führt dann zum WS-Schmerz durch Wirbelgelenkblockierungen und Kompression von Bandscheiben, bis es u.U. zur Einklemmung der Nervenwurzeln kommt.
Woher aber kam der ursprüngliche auslösende Schmerz? Wo liegt die Ursache?
Eine lokale Störung kann sich durch die Schwellung am Ort sowie durch eine übertragene fortgeleitete entfernte Schwellung manifestieren.
Ein Beispiel für eine übertragene Reaktion wäre z.B. die einseitige nicht entzündliche nicht bakterielle Knieschwellung unklarer Herkunft. Grundlage: Knie und Allergie!
Ein anders Beispiel für eine übertragene Reaktion könnte der Carpaltunnel als Engpaß-Syndrom genauso sein wie die radiologisch sichtbare Quellung einer Nervenwurzel am Spinalkanal ohne ersichtliche Ursache.
Die beiden letzten Reaktionen sind durch sofortige Ernährungsumstellung, am besten 10tägiges Fasten sowie durch reichlich leere, d.h. mineralstoffarme hypoallergene Flüssigkeitszufuhr von mindestens 3 Litern Wasser pro Tag kurzfristig positiv zu beeinflussen.
Wer wie ich in seiner Praxis immer wieder reproduzierbar akute und chronische Wirbelsäulensyndrome durch Darmsanierung, hypoallergene orthomolekulare Therapie, Symbioselenkung und ggf. Fasten innerhalb kurzer Zeit kuriert, kommt um die Frage nach den inneren Zusammenhängen nicht herum.
Der Darm spielt für mich inzwischen die zentrale Rolle bei den meisten chronischen Krankheitsprozessen.
Aber auch der akute Rheumatische Schiefhals, der zumeist am Morgen den Patienten mit „Wahnsinnsschmerzen" plagt, läßt sich ohne Wirbelsäulen-Knacken, nur durch eine gekonnte Viscerale Osteopathie, d.h. eine

Eingeweidemassage, innerhalb von 20 bis 30 Minuten vollständig schmerzfrei lösen. Zink oder Vitamin B-Komplex plus im Mund verkürzt sogar oft die Behandlung!

Entdecken Sie die sanfte, gesunde und bequeme Basis-Therapie mit hypoallergenen Orthomolekularia – für sich und für die ganze Familie. Gesundheit gewinnen – Gesundheit erhalten – ohne Nebenwirkungen – Garantiert!

Gesundheit ist mehr als fehlender Schmerz –
Gesundheit ist Lebensfreude!

Trias moderner Krankheitsursachen

Die folgende Darstellung fügt einige Ihnen sicher bekannte Zusammenhänge zu einem verständlichen Bild, mit dem die Ursache-Wirkungsbeziehungen einiger heute weit verbreiteten Erkrankungen von Allergie bis zu chronischem Schmerz sehr einfach und logisch nachvollzogen werden können. Die Tabelle gibt einen kleinen Überblick über häufige Krankheitsbilder, die wir mit der hier besprochenen **hoT** sehr gut beeinflussen und heilen können.

Typische Krankheitsbilder für eine erfolgreiche hoT

Fibromyalgie – Schmerzsyndrom	Allergien – Unverträglichkeiten
Migräne – Cluster-Kopfschmerzsyndrome	MCS – Multiple chemical sensitivity Umweltkrankheit
Wirbelsäulen-Syndrom	Chronische Müdigkeit
Knieschmerz, Meniskusschaden	Chronische Darmerkrankung
Schulter-Arm-Syndrom	Neuropathie, Demenz
Hals-Nasen-Ohrenerkrankungen	Neurodermitis, Ekzeme
Regelschmerz – Prämenstruelles Syndrom	Operationsvermeidung
Hormonstörungen – Kinderwunsch	Krebs-Prophylaxe
Schlaganfall-Prophylaxe	Herzinfarkt-Prophylaxe

Volkmannsche Ursachen-Trias:
Die drei wichtigsten Auslöser chronischer Erkrankungen[1)]

1. **Fehlernährung:** Zentrale Ursache moderner Zivilisationskrankheiten ist die langjährige Fehlernährung mit Fast Food, Cola, Schokolade, konventionellem Käse etc. Dadurch werden maximal chemische Nahrungsmittel-Zusatzstoffe, Spritzmittelrückstände oder Fertigungshilfsmittel in den Magen-Darmtrakt eingebracht, die eine gesunde Darmfunktion zerstören. Eine geordnete schrittweise Verdauung und die Aufnahme der wichtigen Nahrungssubstanzen aus dem Speisebrei

1) "International ICAK-Meeting Chicago 2003 – Dr.Goodhearts 85th Anniversary Celebration", Aus Vortrag „Hypoallergenic Orthomolecular Treatment of TMJ-Disorders", P.-H.Volkmann

im Darm werden gestört. Die wiederholten ärztlichen Antibiotikagaben zerstören darüber hinaus gezielt die gesunde symbiotische Darmflora. Weichmacher aus Küchenplastik vom Typ Tupperware, Pfannenbeschichtungen oder Vinyltapeten geben weitere irritierende Chemikalien wie Weichmacher usw. an die darin zubereitete Nahrung ab und führen durch Irritation der Schleimhäute sowie durch Einlagerung dieser Substanzen ins Fettgewebe zu einer massiven Störung der hormonellen Regulation.

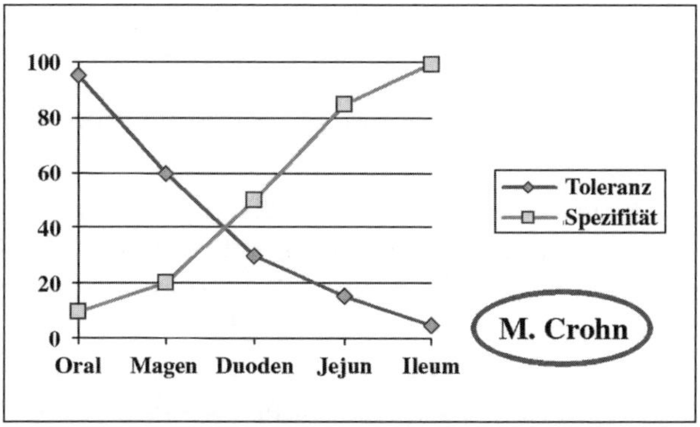

2. **Fehlbesiedelung**: Es entwickeln sich langjährige Dysbiosen, d.h. Fehlbesiedelungen des Darmes mit krankmachenden Keimen wie Candidapilzen, Amöben, Helicobacter usw. Diese Dysbionten und ihre Stoffwechselprodukte belasten ihrerseits die Funktionsfähigkeit des Darmes, so daß es einerseits zu Fehlverdauung und Minderaufnahme lebenswichtiger, sogenannter essenzieller Substanzen aus dem Darm kommt. Andererseits führt eine gestörte Verdauung zu massiven Funktionsstörungen des Darmes in Richtung Darmausgang. Das obige Diagramm zeigt den Zusammenhang von hoher Toleranz gegenüber Speisen, gepaart mit einer geringen Verdauungsspezifität, d.h. in einem Abschnitt wie dem Mund, der auf Cola keine allergische Reaktionen zeigt, wird kaum etwas verdaut. Am Ende des Dünndarmes ist diese Verdauungsleistung hoch spezialisiert, aber diese Region ist gegenüber dort unüblichen Speiseanteilen völlig intolerant. Das führt ggf. zum Krankheitsbild des Morbus Crohn oder zur Colitis.

3. **Fehlversorgung:** Selbst gesunde frische Ökokost wächst auf inzwischen durch Sauren Regen ausgewaschenen, hinsichtlich des Spurenelementegehaltes relativ verarmten Böden. Es fehlt den Böden gegenüber früher einfach an essentiellen **hoT**-Substanzen. Die dort

wachsenden Pflanzen können die fehlenden Substanzen wie Zink oder Selen nicht aus dem Boden aufnehmen und an uns weitergeben. Das führt über einen längeren Zeitraum zu einer konsequent rückläufigen Versorgung der Menschen mit Vitaminen, Spurenelementen usw.

Diese Ursachen-Zusammenhänge führen zu dem heute weit verbreiteten Orthomolekularia-Mangelsyndrom, das die eigentliche Ursache der vielfach beklagten Multimorbidität in der Bevölkerung entwickelter Staaten ist. D.h. daß viele Menschen heute oft mehrere verschiedene chronische Erkrankungen gleichzeitig haben, z.B. Übergewicht, Bluthochdruck, Gicht und hohes Cholesterin.

Dabei spielen folgenden Zusammenhänge eine zentrale Rolle in diesem Beispiel:

- Das Übergewicht ist meistens Ausdruck einer langfristigen Chemikalienkost wie Pommes frites, Fast food, Schokolade, Chemiekäse, fettarme Nährmittel oder geschöntes aromatisiertes Brot. Die enthaltenen Zusatzchemikalien führen zu einer Verschlackung der Grundsubstanz und damit zu Wassereinlagerungen in den Zwischen zellenräumen. Unschönes Resultat: Das Gewicht steigt.
- Mit steigendem Gewicht steigt mittelfristig der Blutdruck. Die Chemikalien führen jedoch auch ihrerseits zu Irritationen in den Geweben und verursachen darüber Streß. Auch dieser Streß erhöht den Blutdruck!
- Streß ist jedoch bei gestörter hormoneller Regulation auch ein zentraler Auslöser für eine zusätzliche Herstellung von Cholesterin im Körper. Damit ist der arme Mensch auf dem direkten Wege zur Fettstoffwechselstörung mit hohem Cholesterin. Wenn diese nun mit Chemikalien wie Lipobay – inzwischen verboten wegen der z.T. tödlichen Nebenwirkungen – zwanghaft gesenkt wird, kommt es zu einer ganzen Reihe weiterer möglicher Nebenwirkungen von der Depression über eine Zunahme von Krebsentstehungen bis zum Selbstmord, wie eine englische Studie vor Jahren zeigen konnte.
- Aber wie wir alle wissen, kann man den Streß mit Zigaretten und Kaffee gut kompensieren und man begibt sich damit auf dem direkten Weg zur Gicht. Natürlich nicht nur zur Gicht, sondern auch zu

weiteren Darmstörungen mit entsprechendem Streß durch Fehlverdauung und ...

Volkmannsche Therapie-Trias:
Die drei kurativen Ansätze bei chronischem Schmerz.

1. **Kostumstellung und Verhaltensänderungen:** Naturnahe frische Ökokost aus der Region unter weitgehender Meidung von Fertiggerichten und anderen Quellen von Nahrungsmittelchemikalien ist der erste Schritt. Eine deutliche Reduktion von chemischen Genußmitteln von Cola über Kaffee bis zu Zigaretten etc. sollten folgen. Wenn dann noch mehr Zeit an der frischen Luft oder sogar mit Freiluftsport verbracht wird, stehen die Chancen auf Gesundheit mittelfristig gut.

2. **hoT-Substitution** zur biologischen Aufwertung der Nahrung, d.h. Gabe von reinen Mineralien, Spurenelementen, Vitaminen usw. ohne jede Zusatzchemie wie Farben, Aromastoffe, Füllmittel, Konservierungsmittel usw. Ziel ist die Verbesserung der Entgiftung und Entschlackung sowie eine Optimierung der Grundregulation. Das geht einher mit einer spürbaren Verbesserung der Muskelfunktion und der hormonellen Regulationsfähigkeit. Man wird darunter subjektiv und objektiv wesentlich belastbarer – sowohl physisch als auch psychisch!

3. **Orthomolekulare Darm-Sanierung – ODS** – in zwei ca. vier Wochen dauernden Schritten mit symbioselenkenden abgestimmten Präparaten. Dabei folgen wir einfach der Logik der Natur: Jeder Fluß wird von der Quelle zur Mündung renaturiert bzw. saniert. Zunächst wird also eine Dünndarmsanierung – ODS 1K – mit Lactobacillen und Bifidobakterien in Kombination mit schleimhautschützenden Vitaminen, mit Omega-6-Fettsäuren und Mineralien gegeben. Anschließend wird eine Dickdarmsanierung – ODS 2 – zur Elimination von Candidosen usw. ohne Candida-Diät mit einem erweiterten Keimspektrum und einem breiteren Vitaminpaket durchgeführt.

Diese Grundzusammenhänge finden Sie in Variationen bei all meinen Therapieerfolgen. Daß wir damit oft auch chronische, als unheilbar geltende Krankheiten heilen können, gilt heute als nicht Evidenz basiert und damit unwissenschaftlich.

Damit begründet die moderne Medizin ihren eigenen Denkansatz: Besser wissenschaftlich gesichert chronisch krank als unwissenschaftlich in definierten Zeiträumen einfach gesund!

Wie sagte Hippokrates? Gut der Therapeut, der die Prognose stellen kann! – Und damit meinte er die Prognose der Heilung, und nicht für ein lebenslanges Diseasemanagement!

Chronisch entzündliche Darmerkrankungen – CED – Ursachen und kausale naturheilkundliche Therapie

Einführung

In den letzten 40 Jahren hat sich in Mitteleuropa eine starke Verbreitung von Magen-Darmstörungen sowie von unklaren Darmerkrankungen bis hin zum Colon-Carzinom entwickelt. Es gibt scheinbar keine Zusammenhänge, die den Krankheitsprozessen eindeutig zuzuordnen sind.
Bei genauer Beobachtung und Diskussion der Veränderungen der Lebensgewohnheiten kristallisieren sich jedoch Zusammenhänge heraus, die man nicht einfach weiter ignorieren kann. Neben den vielfach kontrovers diskutierten Umwelteinflüssen spielt sicher die Ernährung die entscheidende Rolle.
Die Umweltnoxen betreffen sowohl Umweltgifte wie z.B. Insektizide, Herbizide in der Nahrung oder auch Holzschutzmittel vom Typ Xyladecor sowie andererseits auch Ausdünstungen von Haushaltskunststoffen, Folien, Vinyltapeten oder Frischhaltedosen vom Typ Tupperware.
Sowohl hinsichtlich der Qualität als auch hinsichtlich der fehlenden und zugefügten Inhaltsstoffe sind moderne Nahrungsmittel oft biologisch minderwertig.
Diese Minderwertigkeit führt zu Fehlregulationen der Verdauung und hat aufgrund fehlender essentieller Inhaltsstoffe eine zunehmende Störung der Schleimhaut- und Muskelfunktionen der Darmwände mit dem sogenannten „leaky gut" zur Folge. Dauern die relative Mangelernährung, verbunden mit Fehlernährung und Belastungen durch Chemikalien länger an, kommt es zwangsläufig zu den hier zu diskutierenden Krankheitsbildern. Dabei handelt es sich bei den chronisch entzündlichen Darmerkrankungen – CED – offenbar um klassische Infektionskrankheiten, die allerdings durch andere schulmedizinisch schwer faßbare Einflüsse kompliziert werden.

Das gastrointestinale System als Resonanzkörper

Wer kennt es nicht: Das Phänomen, daß man plötzlich nach einem Essen aus heiterem Himmel todmüde umfallen könnte, ohne daß man sich zuvor besonders körperlich belastet hätte oder sonstiger Anlaß zur Müdigkeit bestünde?

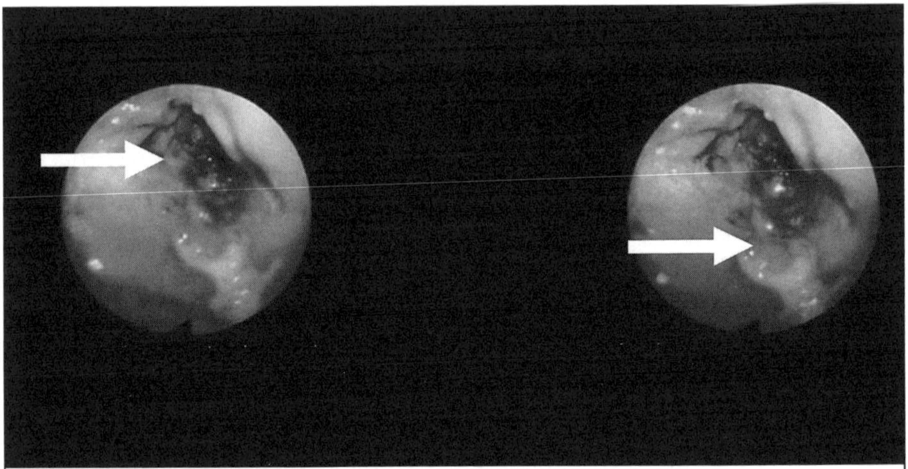

Endoskopisches Bild eines akuten Morbus Crohn
➔ *Zeigt auf eine spastische Engstellung des Ileums und Eiter*

Nach 20 bis 30 Minuten ist dann plötzlich die alte Wachheit wieder da, ohne daß man geschlafen hätte oder daß es eine andere schlüssige Erklärung für die kurzfristige Erholung gäbe.
Aus der Applied Kinesiology – AK – kennen wir die Phänomene der sofortigen Änderung des energetischen Muskeltonus unter oralem Test. Bringen wir eine der Regulation fehlende Substanz in den Mund, testen zuvor schwache Muskeln sofort stark. Bringen wir alternativ eine belastende Substanz an den Körper, kommt es sofort zu einer allgemeinen Muskelschwäche. So werden in der AK beispielsweise Nahrungsmittelunverträglichkeiten getestet.
Ich erkläre das Darm-Resonanz-Syndrom – DRS – gern am Bild eines alten Radios, das eine gestreckte Skala mit einem Drehregler zur Senderwahl hat. Bei Einstellung eines Senders kommt es zu einer Resonanz des Empfängers mit einer bestimmten Sende-Frequenz, während alle anderen Frequenzen, die gleichzeitig auch noch vorhanden sind, offensichtlich nicht in Resonanz gehen.
Analog zur Radioskala kann man sich den gestreckten Darm mit allen seinen Abschnitten vom Mund bis zum Enddarm vorstellen. Wandert der Speisebrei durch diesen „Resonanzkörper", so kann es mit unverträglichen Substanzen an sensiblen Stellen des Intestinaltraktes zu einer

analogen Resonanz kommen. Derart belastende, auffällige Resonanzen leeren plötzlich den „inneren Akku", d.h. sie entziehen dem Körper augenblicklich viel Energie und machen z.B. die Muskeln von Armen und Beinen bleischwer.
Eine mögliche physiologische Erklärung könnte sein, daß Schleimhautzellen eines bestimmten Darmabschnittes durch den belastenden Darminhalt temporär in ihrem Zellstoffwechsel so massiv gestört werden, daß sie sehr viel Energie zur Aufrechterhaltung ihres Zellmembranpotenzials benötigen. Diese fehlt dann im Körper und macht ihn kurzzeitig kraftlos und müde. Verläßt die belastende Substanz den Ort der Resonanz im Darm, dann ist die Störung genauso plötzlich verschwunden wie sie aufgetreten ist.
Hat der Patient unterschiedliche belastende Dinge aufgenommen, kann es an einem Nachmittag oder Abend wiederholt zu den oben beschriebenen on- off-Phänomenen kommen. Einen Endpunkt dieser Störung bildet das sogenannte Chronic Fatigue Syndrome – CFS, d.h. die chronische Müdigkeit, die scheinbar auf keine Therapie anspricht.

Segmentaler Aufbau des Gastro-Intestinal-Traktes

Digestion und Absorption laufen im Darmrohr segmental ab. Oral finden wir eine hohe Allergentoleranz gegenüber Ingesta bei relativ geringerer Spezifität der Verdauungsfunktionen. Aboral findet sich eine zunehmende Spezifität bei abnehmender Allergentoleranz gegenüber Ingesta und inkorporierten Fremdstoffen.
Bei den Digestonen handelt es sich um jeweils relativ kurze Darmsegmente mit fließenden Übergängen, die jeweils hochspezialisierte Enzymausstattungen und Resorptionsmechanismen haben. An diese angepaßt hat sich bei einem symbiotisch besiedelten Darm eine spezifische lokale Bakterienflora etabliert. Sie stellt gemeinsam mit den Enzymen der Darmwand sowie mit Enzymresten im Speisebrei und Puffersystemen aus oralen Darmabschnitten die optimale Verdauung und Substrataufnahme aus dem Darm sicher.
Ein von vielen chirurgischen Kollegen bei Operationen am offenen Bauch beobachtetes Phänomen ist die segmentale Darmatonie. Z.B. beim aus der Bauchhöhle hervorgebrachten Dünndarm finden sich bei vielen Patien-

ten Störungen in der Peristaltik: Eine Welle läuft nach aboral und endet an einem atonischen Segment, das ca. 14 bis 18cm oder ein Vielfaches davon lang ist. Weiter aboral beginnt dann völlig unkoordiniert eine neue peristaltische Welle, die den Speisebrei weitertransportiert. Bei Störungen im Colon finden sich etwa 5 bis 6 cm lange atonische Segmente, die aufgrund ihrer Interaktionen mit benachbarten Segmenten im Verlauf einer chronischen Fehlernährung oder intestinalen Dysbiose eine Atonie des gesamten Darmes triggern können.
Atonische Segmente können, wenn sie lange genug gestört sind, durch die Erschlaffung der Darmwand einen wesentlich größeren Durchmesser entwickeln, in dem es im ruhenden Speisebrei zu einer Fäulnisdyspepsie kommen kann. Ein ähnlicher Mechanismus liegt der Entwicklung des Colon elongatum zu Grunde, bei dem die Längsmuskulatur atonisch erschlafft ist. Der oft als erster Schritt bei Darmstörungen zu beobachtende Spasmus der Wandmuskulatur führt im Falle des Dünndarms zu einer massiven Störung der Magen-Darm-Passage, während sich im Colon unter vergleichbaren Bedingungen eine Divertikulose entwickeln kann.

Das Digeston – Das funktionelle Digestionssegment des Dünndarmes

Das Digeston – Das funktionelle Dünndarmsegment

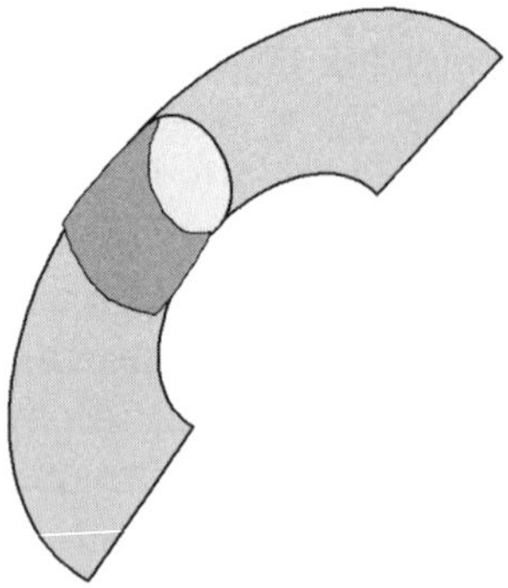

Die Überlegungen der segmentalen Funktionsweise des Darmes haben sich aus verschiedenen Beobachtungen der Körperphysiologie entwickelt. Dabei spielten z.B. auch die von Dr. Jochen Gleditsch so anschaulich dargestellten Somatotopien sowie die Meridianzuordnung der Zähne von Dr. F. Kramer oder die bekannten Verknüpfungen der Headschen Zonen eine wichtige Rolle.

Die funktionelle Einheit des Digestons finden wir sowohl im Dünndarm als auch im Dickdarm und wahrscheinlich mit geringerer Auswirkung auch in der Speiseröhre wie im Magen.

Bezogen auf die Länge des Dünndarmes kommen wir auf eine Abschnittlänge der Digeston-Segmente von ca. 14 bis 18 cm.

Für die Funktionsweise des Darmes sind die folgenden Merkmale kennzeichnend:

- drei oder mehr Digestone bilden eine funktionelle Gruppe mit zunehmender, optimaler und abnehmender Substratspezifität hinsichtlich Digestion und Absorption von Nahrungsbestandteilen,
- segmentale Digestion /Absorption spezifischer Nahrungsbestandteile, d.h. bestimmter Eiweiß-, Kohlenhydrat- und Fettfraktionen sowie essentieller Inhaltsstoffe,
- lokal pH-abhängige spezifische Enzymsysteme mit spezifischer Darmflora z.T. unbekannter Spezies,
- segmentale Passagezeit im Dünndarmdigeston ca. 20 bis 30 Minuten, es ist die kleinste Einheit des Darm-Resonanz-Syndroms – DRS,
- segmental spezifische Immunologie und spezifische Ausleitung von Körperschlacken.

Das Absorbon – das funktionelle Absorptionssegment des Dickdarms

Während im Dünndarm die Digestion, der Aufschluß der Nahrung, im Vordergrund steht, liegt der Schwerpunkt der spezifischen Funktionen des Absorbons im Dickdarm auf der Absorption, der Aufnahme der Nahrungsbestandteile aus dem Colon.
Diese Substrataufnahme geschieht über die Resorption der an essentiellen Inhaltsstoffen reichen Flüssigkeit, die sowohl im Darm als auch im Körper das wichtigste Lösungsmittel ist. Erst im Bereich des Sigmas und des Rektums kommt als zusätzliche Schleimhautfunktion eine aktive Exkretion, d.h. Ausscheidung von pathogenen Substanzen über die Darmschleimhaut hinzu.
Die Länge des Absorbons liegt bei ca. 5 cm. Die lokale Substratspezifität scheint eher wieder geringer zu sein als in den Digestonen. Die Immuntoleranz scheint auch höher zu sein als im terminalen Ileum. Liegen jedoch langfristige Passagestörungen mit Dislokation unverdauter Ingesta aus dem Dünndarm vor, so wird die lokale Toleranz dauerhaft überschritten,

und es kommt neben Resorptionsstörungen zu Spasmen mit Divertikelbildung, die im weiteren Verlauf zu einer Darmatonie mit Colon elongatum führen können.

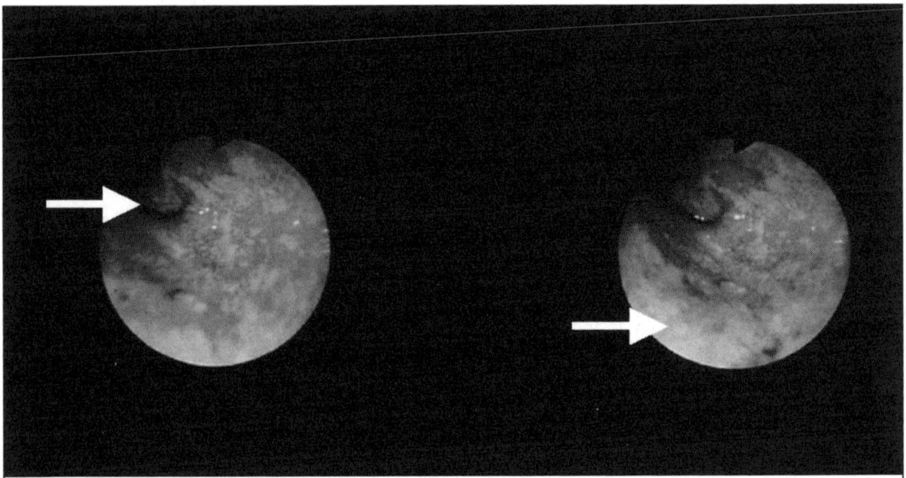

Endoskopisches Bild einer akuten Colitis ulcerosa
➔ *Zeigt auf ein Ulcus und auf Fibrinauflagerungen der Oberfläche*

Durch langfristige Trägheit der Passage, in Kombination mit Dysbionten, Toxinen und Nahrungsmittelchemikalien kommt es über die Schleimhautreizung u.U. zu malignen Prozessen oder lokal beispielsweise durch eine Kombination belastender Noxen zur Umschaltung der genetischen Schleimhautzellen-Information von einer Colonzelle auf eine Endometriumzelle. Die Folge ist z.B. die Entwicklung einer intestinalen Endometriose.

Pathologische Störungen der segmentalen Funktionsweise

Allergene oder unverträgliche Nahrungszusätze verursachen in einer dafür sensiblen Resonanzzone des Darmes folgende pathologische Veränderungen:

Es kommt zunächst zu lokalen Sekretions- und Resorptionsstörungen sowie mittelfristig zu Dysbiosen. Einerseits ist die direkte Folge eine insuffiziente Verdauung in dem gestörten Segment. Andererseits wandern lokal schlecht verdaute Ingesta aboral weiter und verursachen in für deren Verdauung weniger geeigneten Segmenten eine Irritation des Darmes. Als Pathologie entwickelt sich eine zunächst begrenzte Schleimhaut-, Zotten- und Darmschwellung mit dem Ergebnis einer reduzierten Durchblutung und Lymphabflußstörungen im gestauten Gewebe. Dadurch kommt es zum Einstrom von Toxinen, Entzündungszellen und ggf. von Bakterien in die zunehmend irritierte Darmwand – leaky gut! Dislozierte und dadurch toxische Ingesta belasten weiter aboral den Darm. Diese Entwicklung kann im Vollbild der chronisch entzündlichen Darmerkrankungen – CED – enden. Morbus Crohn oder Colitis ulcerosa sind die möglichen intestinalen Folgen. Wirbelsäulensyndrome, chronische Schmerzsyndrome, Neurodermitis, Parodontitis oder eine therapieresistente Nagelmykose sind mögliche extraintestinale Manifestationen.

Volkmannsche Ursachen-Trias

Die drei wichtigsten Auslöser chronischer Erkrankungen wie z.B. Colitis, Crohn oder Endometriose und Infertilität:

1. **Fehlernährung:** Langjährige Fehlernährung mit Fast Food, Cola, Schokolade, konventionellem Käse etc. Damit werden maximal chemische Zusatzstoffe in den Magen-Darmtrakt eingebracht, die eine gesunde Darmfunktion sowie eine geordnete schrittweise Verdauung stören. Da diese Chemikalien vom Körper meistens nicht verstoffwechselt werden können, verschlacken sie die Grundsubstanz und belasten die Entgiftung.

2. **Fehlbesiedelung**: Langjährige Dysbiosen, d.h. Fehlbesiedelungen des Darmes mit krankmachenden Keimen wie Candidapilzen, Amöben usw. Die Keime und ihre Stoffwechsel-Toxine belasten die Funktionsfähigkeit des Darmes, so daß es zu Verdauungs- und Aufnahmestörungen der Inhaltsstoffe aus dem Speisebrei kommt.

3. **Fehlversorgung:** Selbst gesunde Ökokost ist inzwischen durch Sauren Regen relativ verarmt an essentiellen **hoT**-Substanzen. Aus den vorgenannten Gründen entwickelt sich über einen langen Zeitraum eine zunehmende Fehlversorgung der Patienten mit Vitaminen, Spurenelementen, ungesättigten Fettsäuren usw.

Chronisch entzündliche Darmerkrankungen

Ernährungseinflüsse moderner Nahrung

Der Verdauungstrakt ist evolutionär an natürliche frische vollreife Nahrungsmittel angepaßt. Da es auch schon in der Vorzeit im Wechsel der Jahreszeiten zu Engpässen in der Versorgung mit Frischkost kam, haben sich verschiedene Konservierungsmethoden entwickelt.

Dazu gehört neben dem Trocknen, dem Einsalzen, der milchsauren Gärung oder dem Räuchern das Einkochen. Allen Verfahren ist gemeinsam, daß die derart konservierten Nahrungsmittel ernährungsphysiologisch eine hohe Qualität behalten haben und weitgehend frei waren von belastenden Chemikalien.

Demgegenüber findet sich in der modernen Kost ein weites Spektrum belastender Chemikalien, die Farbe, Form, Geschmack und Haltbarkeit der Nahrungsmittel bestimmen. Vielen dieser sogenannten E-Stoffe ist gemeinsam, daß sie einerseits unphysiologisch sind, daß sie andererseits als Chemikalien die intestinalen Schleimhäute irritieren, daß sie die biologische Wertigkeit der Nahrung zerstören und langfristig Auslöser vieler sehr unterschiedlicher Erkrankungen sein können. Dazu gehören Magen-Darmstörungen oder Refluxerkrankungen ebenso wie Allergien oder chronische Schmerzsyndrome. Das Ausmaß der chemischen Belastung des modernen Menschen wird erst offensichtlich, wenn man sich klar macht, daß in der BRD mit Cola, Süßigkeiten, konventionellem Käse und diversen Fast food-Gerichten durchschnittlich pro Kopf und Jahr zwischen 25 und 30 kg reine Nahrungsmittel-Zusatzchemikalien verzehrt werden. Diese Chemikalien sind neben den meist viel zu unkritisch eingesetzten Antibiotikagaben die Hauptursache für die Entwicklung einer Dysbiose im Darm. Das Resultat dieser Entwicklung ist die schulmedizinische Erkenntnis: Heute haben alle Pilze – das ist normal! Normal ist im Gegensatz zu dieser „Erkenntnis" alles das, was den tatsächlich gesunden Körper auszeichnet.

Refluxkrankheit

„1970 hatten wir ca. 5 % Refluxkranke. Inzwischen haben 30 % der Bevölkerung der BRD eine Refluxkrankheit. Wir sind glücklich, heute moderne Medikamente dagegen zu haben." So sagte der Vorsitzende der

deutschen Gastroenterologen Prof. Rösch. Ursächliche Zusammenhänge sind von diesem international anerkannten Darmspezialisten leider nicht zu erfahren.
Der Reflux ist die Kombination einer Übersäuerung des Magens mit Problemen des Schließmechanismus gegenüber dem Ösophagus. Auslöser dieser komplexen Störung ist eine wiederholte Belastung des Organismus mit unverträglichen Nahrungsmitteln oder Medikamenten. Dabei kann sowohl eine allergene Komponente ansonsten gesunder Nahrung als auch einfach biologisch minderwertige Nahrung reich an Chemikalien der langfristige Auslöser sein. Eine sich im Magen entwickelnde Dysbiose ist ein weiterer Faktor, der zumindest hinsichtlich des Helicobacter auch der Gastroenterologie geläufig ist.
Die fachärztliche Therapie greift auf Säurehemmung, ggf. in Verbindung mit verschiedenen Antibiotika zurück. Interessant ist in diesem Zusammenhang besonders, daß gerade das wieder zu Ehren gekommene Metronidazol – ein altes Protozoenantibiotikum – gegen den Helicobacter eingesetzt wird, obwohl dieses Bakterium überhaupt nicht sensibel ist für dieses Mittel.
Der Hintergrund dieses Wirkzusammenhangs bei Reflux sowie bei chronischem Reizmagen ist offenbar eine intestinale Dysbiose im Gastrointestinaltrakt, an der notwendigerweise auch Protozoen beteiligt sind. Diese wurden jedoch mikrobiologisch vor Ort bisher nicht nachgewiesen. Trotzdem belegen alle Studien zur Eradikation des Helicobacter die Notwendigkeit des Metronidazols in der Therapie.
Daß die radikale Eradikation des Helicobacter mit Antibiotika auch gravierende Nachteile für die Patienten haben könnte, wird erst durch neuere Studien aus Japan sowie aus der Universität Ulm evident.

Morbus Crohn

Die typischen Veränderungen der Darmpassage im terminalen Ileum beginnen mit Irritationen der Schleimhäute und führen über eine zunehmende Spastik der Darmmuskulatur zu einer dauerhaften Verengung des Lumens, die langfristig zu Abszeß- und Fistelbildungen führen kann.
Unter Berücksichtigung des oben über die Darmresonanz und Sensibilität des Darmes Gesagten, führen hier die zunehmende Spezifität für zu

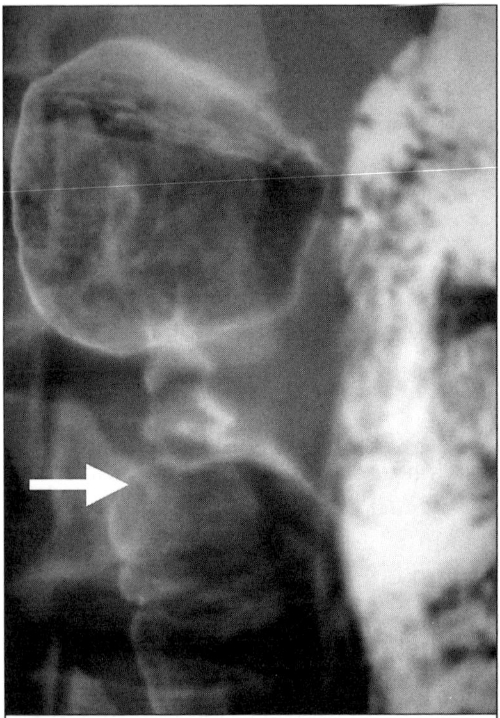

Röntgenbild Morbus Crohn
➔ *Zeigt auf spastische Engstellung des Ileums*

verdauende Nahrungssubstrate in Verbindung mit einer abnehmenden Toleranz gegenüber unverträglichen Fremdstoffen zu einer lokalen Entzündung. Die Dauer der Entzündung sowie die Toxizität / Allergenität / Unverträglichkeit der von oral transportierten Ingesta entscheiden über den Grad der Erkrankung.
Die Tatsache, daß neben verschiedenen Antibiotika entzündungshemmende Medikamente wie Cortison oder Methotrexat sowie eine parenterale Ernährung zu einer schnellen Besserung des Krankheitsbildes führen, zeigt die grundsätzlichen Zusammenhänge eindeutig auf: Gesunde Darmbesiedelung in Verbindung mit gesunder Kost frei von Chemikalien führen regelmäßig zu einer signifikanten Besserung oder vollständigen Heilung des Krankheitsbildes.

Kasuistik zu Morbus Crohn:

Eine 32jährige Patientin kommt mit einer Exazerbation des seit ca. 12 Jahren bestehenden Crohn in die Praxis. Die Medikation besteht aus Salofalk, Cortison und MTX. Wegen der akuten Verschlechterung innerhalb der letzten Wochen ist die OP einer gedeckten Fistel geplant. Außerdem hat die Patientin Kinderwunsch. Der behandelnde Gynäkologe hatte angesichts der MTX-Therapie von einer Schwangerschaft abgeraten.
Als ich versuche, auf die Wichtigkeit der Ernährung mit frischer Kost am besten aus ökologischem Anbau hinzuweisen, kommt es zu einem kon-

troversen Disput, denn alle Darmspezialisten hatten ihr wiederholt versichert, daß Darmerkrankungen mit der Ernährung gar nichts zu tun hätten.
Nach eingehender schulmedizinisch-internistischer Untersuchung und Testung mit Applied Kinesiology – AK – leiten wir eine hypoallergene orthomolekulare Therapie – **hoT** – mit Spurenelementen, ungesättigten Omega-Fettsäuren sowie Magnesium-Calcium ein. Außerdem erhält die Patientin eine sogenannte Potenzierte Eigenbluttherapie mit getesteten Homöopathika i.v. und an verschiedene Meridianpunkte für Leber, Pankreas und Niere.
Nach einigen Wochen **hoT** sowie konsequenter Umstellung auf naturnahe Kost kommt die Patientin zum zweiten Kontakt in einer sowohl subjektiven als auch durch AK-Test belegt objektiven Verbesserung ihrer Grundregulation und des Befindens. Es wird der erste Schritt der Darmsanierung eingeleitet, nach weiteren vier Wochen beginnt die Dikkdarmsanierung. Parallel zur Darmsanierung hatte ein Kollege am Wohnort der Patientin die Eigenbluttherapie mit den bei uns getesteten Präparaten fortgeführt. Anschließend wird ein Nahrungsmitteltest mittels AK durchgeführt, der die Unverträglichkeit vieler täglich verzehrter Nahrungsmittel zeigt.
Innerhalb eines knappen Jahres war die Patientin subjektiv völlig gesund, zeigte keinerlei Entzündungszeichen im Labor und konnte sich frei von Einschränkungen auf natürlicher Basis ernähren.
Etwa sechs Monate nach unserem letzten Kontakt, bei dem wir abschliessend auch die hormonelle Regulation als gut ausgeglichen getestet hatten, rief die Patientin eines montags wegen eines Rezidivs an. Auf Befragen erklärte sie, es sei trotz absolut identischer Ernährung wie getestet zu einem Rückfall mit ca. 10 blutigen Stühlen pro Tag gekommen. Die Erkrankung habe sich innerhalb der letzten Woche völlig unerklärlich entwickelt. Trotz mehrfacher Nachfragen meinerseits gab es offenbar keinen Grund für diesen Rückfall. Nach meiner Empfehlung, den Gastroenterologen sowie den Hausarzt vor Ort umgehend zu konsultieren, kam ihre letzte Frage: Sie dürfe doch schwarzen Tee trinken. Sie könne seit geraumer Zeit „keinen schwarzen Tee mehr sehen", und habe sich deshalb im Ökoladen mit natürlichen Aromen aromatisierte Tees gekauft. Darauf könne der Rückfall ja wohl wirklich nicht zurückzuführen sein.

Spontan riet ich ihr, den Chemiemüll „natürlicher Aromatee" sofort in den Mülleimer zu entsorgen und mich gegen Ende der Woche wieder anzurufen, um mir die Entwicklung mitzuteilen und ggf. unser Vorgehen abzustimmen. Am Freitag rief sie abermals an und teilte mit, zwar nicht zu den empfohlenen Kollegen gegangen zu sein, aber sofort die Tees abgesetzt zu haben. Auf meine Vorhaltungen entgegnete sie, der Stuhlgang habe sich innerhalb von 12 Stunden nach Absetzen der Aromatees zu fester Form normalisiert, so daß es ihr gut ging und sie keine Veranlassung mehr für eine Coloskopie usw. mehr sah.
Nach weiteren sechs Monaten rief die Patientin mich an, um mitzuteilen, daß sie spontan schwanger geworden sei. Kurz vor der Entbindung rief sie empört an, weil man in der Entbindungsklinik ihre Anamneseangabe „Früher Morbus Crohn" gestrichen hatte. Auf ihre Nachfrage erklärte der Gynäkologe, daß diese Erkrankung unheilbar sei und wenn sie nicht mehr daran litte, hätte es sich um eine klassische Fehldiagnose gehandelt. Ihr Einwand, die Histologie sowie die gesamten Untersuchungen seien in der gleichen Universität in der Inneren Klinik durchgeführt worden, wurde mit dem Hinweis, auch dort passierten offenbar Fehler, negiert.
Inzwischen ist die Tochter bald schulreif und die Mutter seither gesund.

Volkmannsche Therapie-Trias

Die drei heilenden Ansätze bei chronischen Krankheiten wie z.B. Endometriose und Infertilität

1. **Kostumstellung** auf naturnahe frische Ökokost aus der Region unter weitgehender Meidung von Fertiggerichten und anderen Quellen von Nahrungsmittelchemikalien.
2. **hoT-Substitution** zur biologischen Aufwertung der Nahrung, d.h. durch Gabe von reinen Mineralien, Spurenelementen, Omega-Fettsäuren, Vitaminen usw. zur Verbesserung der Entgiftung und der Grundregulation.
3. **Orthomolekulare Darm-Sanierung – ODS**[1)] – in zwei jeweils vier Wochen dauernden Schritten mit symbioselenkenden Präparaten, die zunächst eine Dünndarm- und anschließend eine Dickdarmsanierung von Candidosen, Protozoen usw. herbeiführen.

1) Die ODS wird durchgeführt mit abgestimmten hypoallergenen Orthomolekularia von **hypo-A**, Lübeck

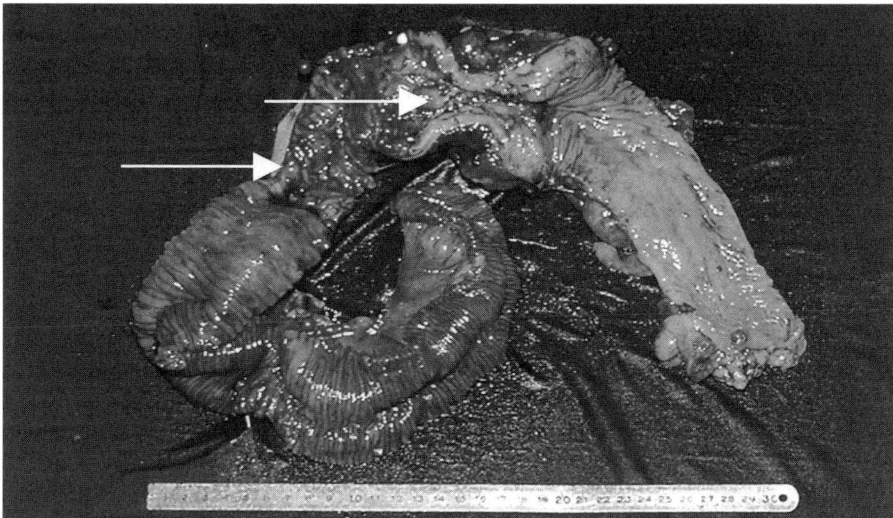

OP-Präparate eines Dünndarmes mit Morbus Crohn ➔ *Pfeile weisen auf Verengungen*

Colitis ulcerosa

Bei der Colitis handelt es sich um eine Manifestation der oben angesprochenen Regulationsstörungen im Dickdarm. Die Regionen der Resonanz sind scheinbar willkürlich bei den Patienten verteilt. Die Medikation ist von den Grundsubstanzen vergleichbar der Crohntherapie. Auch bei der Colitis führt wie parenterale Ernährung – wie auch bei der akuten Pankreatitis! – zu einer spontanen Besserung des Befindens wie der laborchemischen und coloskopischen Befunde.
Die Umstellung der Ernährung auf frische Ökokost aus der Region, kombiniert mit einer höheren Tagestrinkmenge reinen Wassers mit der **hoT**-Basistherapie, bringt oft schon eine subjektive Entlastung des Patienten. Strikte Meidung von Chemikalien in der Nahrung ist dabei die Grundlage jeden Therapieerfolges. Durch die Basis-**hoT** kommt es darüber hinaus zu einer signifikanten Entgiftung des Stoffwechsels mit verbesserter Ausleitung über Niere und Darm.
Initial arbeiten wir bei Colitispatienten stets mit der oben besprochenen Potenzierten Eigenblutbehandlung – PEB[2)]. Oft hat die PEB innerhalb

2) Die PEB wird mit homöopathischen Komplexmitteln von Hevert durchgeführt.

weniger Tage eine Normalisierung der Stuhlkonsistenz und Stuhlfrequenz zur Folge. Die Blutungen sind ebenso wie die überschießende Schleimproduktion in mehr als 50 % der Fälle innerhalb weniger Tage bis Wochen rückläufig.

Kasuistik zu Colitis ulcerosa:

Eine 34jährige Akademikerin kommt völlig niedergeschlagen in die Praxis. Seit ca. einem Jahr leide sie an CU, und vor einigen Tagen habe ihr der zweite behandelnde Gastroenterologe gesagt, daß sie wirklich chronisch krank sei und mit Heilung nicht mehr zu rechnen sei. Kinder könne man heute auch mit MTX und Azulfidine bekommen. Wenn sie bisher nicht schwanger geworden sei, dann hätte die Gynäkologie auch dafür Lösungsmöglichkeiten, unter denen es einigen Patienten sogar besser ginge!

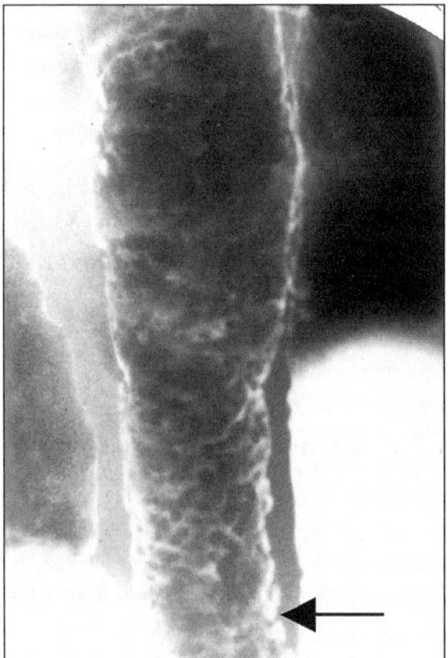

Röntgenaufnahme Colitis ulcerosa
➔ *mit polypös hypertrophischer Schleimhaut*

„Ich will aber nicht krank sein! Ich will nicht immer Angst haben vor einer Verschlechterung! Ich will so leben wie alle anderen!"
Es schloß sich ein langes Gespräch über Ernährung an, nachdem wir die Patientin gründlich untersucht hatten. Sie versuchte nachdrücklich hinsichtlich der Prognose und ihrer gesunden Ernährung zu verhandeln. Ich konnte ihr nur freistellen, sich so zu verhalten, wie es für ihren eigenen Körper angemessen sei – oder chronisch krank zu bleiben.
Die zum Abschluß der ersten Konsultation durchgeführte PEB hatte einen „durchschlagenden" Erfolg: Kaum zu Hause angekommen, hatte sie mehrfache unblutige Durchfälle, am nächsten Morgen den ersten geformten Stuhl seit Wochen.

Dadurch motiviert startete sie in die Basistherapie, wobei sie auch hier die Dosierungen und die Regelmäßigkeit der Einnahme diskutierte. Nach einigen Tagen kamen die ersten Anrufe wegen der von mir empfohlenen Einkaufsmöglichkeiten für Frischkost. „Sie haben mir ja alles verboten, was ich bis jetzt gegessen und getrunken habe! Das geht so nicht. Und der Stuhlgang war am zweiten Tag schon wieder schlechter! Ich halte das so nicht mehr aus!"
Auf meine Frage, was sie denn zu tun gedenke, wenn sie nicht sofort gesund würde, kam sie ins Grübeln. Wir nahmen einen neuen Anlauf in der Ernährungsberatung, und ich erklärte abermals die Zusammenhänge von Chemikalienmix als Nahrung, chronischer Dysbiose und zerstörter Darmschleimhaut. Ihr Einwand, daß ja nur ein relativ kurzes Stück ihres Sigmas „richtig kaputt" sei, war jedoch auch nicht hilfreich. Sie versprach, sich in Zukunft nach meinen Empfehlungen zu richten – „außer wenn wir essen gehen!" Auf Nachfrage gingen Sie und ihr Mann 3 bis 5 mal pro Woche essen!
Die aufgeregten Anrufe kamen zeitweise fast täglich. Nach jedem auswärtigen Essen hatte sie Bauchkrämpfe, Durchfälle und z.T. Rücken-, Schulter- oder Knieschmerzen. Unter der ODS 1 beruhigte sich der Darm langsam, auswärtiges Essen stand zeitweise nicht mehr zur Diskussion.
„Aber ein Kaugummi kann doch keinen Durchfall machen!" „Das sind aber Bonbons aus der Apotheke!" „Der Kuchen ist selbst von meiner Mutter gebacken worden! Ja, aus einer fertigen Backmischung, aber da steht drauf, daß das alles ganz gesund ist!" „Die Margarine habe ich versucht, weil mein Cholesterin erhöht ist. Die ist ganz gesund – können Sie überall nachlesen – sagen sie auch in der Fernsehwerbung!"
Die Therapie eines chronisch Kranken ist Erziehung. Das Ziel dieser Schulungen sind Verhaltensänderungen. Wer einmal Kinder erzogen hat, weiß genau, wovon ich rede. Das eigene Verhalten zu ändern, ist offenbar die schwierigste Aufgabe im Leben. Dagegen sind Prüfungsstreß oder eine langweilige Arbeit harmloser Zeitvertreib.
Wir brauchten fast ein Jahr, bis wir ohne Fragezeichen offen miteinander sprechen konnten und bis meine Ratschläge eins zu eins umgesetzt wurden. Der Lohn dieser Mühe war zunächst eine Reduktion der Medikamente bis zu einer Minimaldosis Cortison von ca. 2 mg pro Tag. „Das ist glaube ich psychisch. Darauf kann ich noch nicht verzichten."

Nach ca. 18 Monaten Therapie machte das Ehepaar in Schweden Urlaub. Zuvor hatten wir über die leider auch nicht immer optimale Ernährung dort gesprochen und einige Ausweichstrategien diskutiert.
Nach ca. 4 Wochen kam sie mit ihrem Mann in die Praxis. Sie hatten im Urlaub einen sehr starken gastroenterologischen Infekt mit massiven Durchfällen gehabt, von denen sich der Ehemann bisher nicht erholt hatte. „Daß meine Frau nach 3 Tagen wieder fit war, daß hat mich von Ihrer Therapie überzeugt! Bei ihr hatte ich befürchtet, daß der ganze Spuk mit Klinik usw. nun wieder von vorne losgeht. Nun helfen Sie mir bitte auch wieder auf die Beine."

Extraintestinale Störungen durch CED

„Alles ist mit allem verknüpft!" ist eine Erkenntnis nicht nur aus der Akupunkturlehre. Ob Pastor Kneipp, F.-X. Mayr oder auch George Goodheart, der inzwischen 85jährige Entdecker der Applied Kinesiology – alle haben mit ihren therapeutischen Eingriffen eine Verbesserung des Ganzen angestrebt.
Im Zusammenhang mit der Vorstellung der kybernetischen Verknüpfungen des Digestons und Absorbons sowohl zu den Zähnen als auch zu den Zehen- und Fingernägeln, aber auch zur Haut oder zu zugeordneten Gelenken der Wirbelsäule wie der Schulter, des Ellenbogens oder des Knies haben sich diese inneren Zusammenhänge des Körpers gezeigt. Wissenschaftliche Studien beweisen andererseits Zusammenhänge zwischen Parodontitis und Herzinfarkt, CED und Krebsgeschehen, intestinalen Chlamydien mit einer Monarthritis eines Knies usw.
Sowenig eine Neurodermitis ohne eine starke Dysbiose des Darmes vorstellbar ist, sowenig ist ein Bandscheibenvorfall, eine rezidivierende Meniscopathie oder ein Patellaspitzensyndrom mit einem gesunden Darm wahrscheinlich.
Sowohl die oft zu beobachtenden Fettstoffwechselstörungen als Ausdruck einer chronischen Streß- oder Hormonstörung wie auch vielfältige Blutbildveränderungen sind vor dem Hintergrund einer Maldigestion und Malabsorbtion einfach zu verstehen. Was nicht verdaut oder aufgenommen werden kann, steht dem Körper langfristig zu seiner Regulation nicht zur Verfügung.

Chronisch entzündliche Darmerkrankungen

Gerade ein Infarkt oder ein cerebraler Insult, aber auch die meisten häufigen Krebsarten sind nach Dietl/Ohlenschläger signifikant häufiger bei relativen Mangelzuständen der antioxidativen Vitamine oder z.B. unter einem Selenmangel.

Schematische Darstellung der wichtigsten CED-Organ-Bezüge am Knie

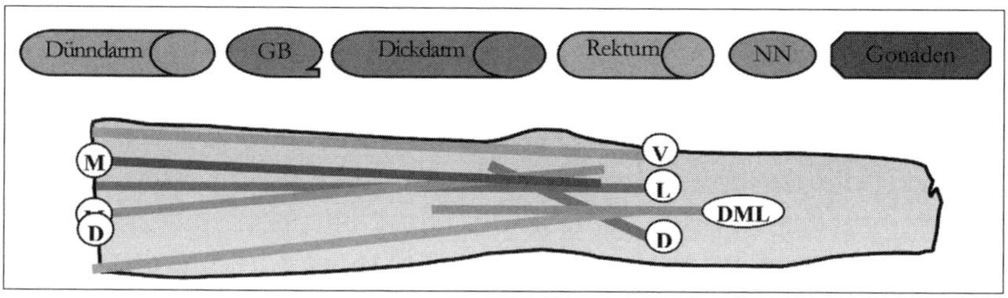

D – dorsal **L** – lateral **M** – medial **V** – ventral

Die oben dargestellten Muskeln des Oberschenkels sind über den zugeordneten Meridian mit den entsprechenden Organen kybernetisch verknüpft. Diese Wechselbeziehung führt bei Organstörungen nahezu gesetzmäßig zu begleitenden Muskelstörungen. Dabei ist interessant, daß die Schmerzen einer Schulter oder eines Knies oft wesentlich früher eine Organstörung anzeigen als beispielsweise typische Veränderungen von Laborwerten.

Muskuläre Organ- und Meridianbezüge mit hoT-Zusammenhängen

Muskel	*Meridian*	*Organ*	**hoT**-*Substanz*
Gastrocnemius	**Kreislauf-Sex**	**Nebenniere-NN**	Fettsäuren, Mn, B-Komplex
Gracilis	**Kreislauf-Sex**	**Gonaden**	Vitamin A, C, E, Fettsäuren
Ischiocrurale	**Dickdarm**	**Rektum**	Vit. E, Mg, Ca, Zn
Popliteus	**Gallenblase**	**Gallenblase-GB**	Vit. A, unges. Fettsäuren
Quadrizeps	**Dünndarm**	**Dünndarm**	Symbionten, Vit. B-Komplex, Vit. D, Ca, Q 10, Zn, Mn, Cr
Sartorius	**Kreislauf-Sex**	**Nebenniere-NN**	Fettsäuren, Mn, B-Komplex
Tensor fasciae latae	**Dickdarm**	**Dickdarm**	Symbionten, Vit. B-Komplex, Vit. D, Ca, Eisen, Q 10, Zn

Chronisch entzündliche Darmerkrankungen

Zusammenfassung

Chronisch entzündliche Darmerkrankungen sind bei westlich ernährten Populationen weiter zunehmend und gelten schulmedizinisch weitgehend als unheilbar. Beschwerdefreie Intervalle sind bekannt, wobei die Ursachen dafür im Dunkeln liegen. Unter ganzheitlicher Sicht dieser Erkrankungen kann man drei zentrale Faktoren für die Entstehung und Persistenz verantwortlich machen:

1. Langfristige Fehlernährung mit modernen, durch Chemikalien wie Farben, Aromastoffe, Stabilisatoren, Konservierungsmittel usw. belastete Halbfertig- oder Fertiggerichte. Der unkritische Einsatz von Antibiotika, Hormonen oder Cortikoiden sind weitere iatrogene Faktoren, die häufig in der Anamnese anzutreffen sind. Durch die o.a. Ursachen kommt es zu ersten schweren Störungen der Darmmotilität sowie zu einer reduzierten Belastbarkeit der Darmschleimhäute.

2. Chronische Infektionen des Gastro-Intestinaltraktes (GIT) mit einem weiten Spektrum pathogener Keime. Dazu gehören Candidosen oder Aspergillosen ebenso wie schwer nachweisbare Protozoeninfektionen oder Helminthosen. Immer dort, wo eine gesunde Darmflora durch chemische Noxen wie Antibiotika usw. gestört wird, kommt es zu einer schnellen Ausbreitung von Pilzen. Im Verbund mit einer solchen Fehlbesiedelung entwickelt sich ein Leaky Gut mit Störungen der lokalen Immunität, Lymphstauungen, Hämorrhoiden usw.

3. Durch zunehmende Störungen der intestinalen Kybernetik zwischen Darm, Pankreas, Leber und Magen kommt es zu einer Maldigestion und Malabsorbtion. Latente Mangelzustände für essentielle orthomolekulare Substanzen sind die Folge. Eine zunehmend schlechtere Zellmembranstabilität sowohl im GIT als auch in anderen Organen mit der Entwicklung von Allergien, Unverträglichkeiten, Infektanfälligkeit usw. sind die weiteren Konsequenzen.

Eine mögliche Reaktion des kranken Körpers ist die Entwicklung der oben beschriebenen Krankheitsbilder vom Reflux über Reizmagen, Crohn und Colitis, aber auch durch Fettstoffwechselstörungen als Antwort auf Streßregulationsstörungen ein Herzinfarkt usw. Daß bei einem chronisch

kranken Darm nach mehreren Dekaden unter multiplen Medikamenten, rezidivierenden Operationen unter Beibehaltung der unverträglichen Fehlernährung und des pathologischen Keimspektrums die Carcinomhäufigkeit stark erhöht ist, liegt wohl auf der Hand.
Die kausale Therapie ist vor diesen Zusammenhängen meist eine Kombination aus hypoallergener orthomolekularer Therapie – **hoT** – mit der Orthomolekularen Darmsanierung – ODS – über mehrere Monate.
Hinzu kommt meist eine Begleittherapie mit Homöopathie, Akupunktur, Potenziertem Eigenblut und osteopathischen Techniken usw.
Die Basis eines dauerhaften Therapieerfolges bei den hier vorgestellten Krankheiten ist jedoch eine naturnahe gesunde Frischkost der Jahreszeit – am besten Öko – aus Ihrer Region sowie die konsequente Meidung moderner Chemikalienkost von Fast food über Margarine bis zum konventionellen Käse aus Holland!

P.S. Das Bildmaterial verdanke ich dem Lübecker Gastroenterologen Dr. Rupert Botzler

Orthomolekulare Schmerztherapie

Allgemeine Schmerz- und Krankheitsursachen

Die Ursachen für chronische Krankheiten können sehr unterschiedlich sein. Die regulative Endstrecke, die eine Erkrankung jedoch oft erst sichtbar macht, ist häufig das gleiche Signal: Schmerz!
Die Nahrung spielt als Auslöser heute eine ganz besondere Rolle, weil sie über mehrere Ursachen zu einer möglichen Schmerzentwicklung beitragen kann. Bekannt sind sogenannte Unverträglichkeiten oder Allergien z.B. auf Weizen, Milch, Nüsse usw. Weniger bekannt sind z.B. chronische Dysbiosen und Infekte als Trigger von intestinalen Störungen. Oft sind auch Chemikalien wie Farben oder Aromen, die mit der Nahrung oder mit Medikamenten regelmäßig zugeführt werden sowie Umweltnoxen die tatsächlichen Auslöser.
Außerdem ist die Grundregulation des ganzen Körpers durch muskuläre Dysbalancen im Kauapparat negativ zu beeinflussen. Das macht das Auftreten von Migräne nach einem Zahnarztbesuch deutlich. Es kann jedoch auch lange nach einer Änderung der Zahnversorgung zu einer chronischen Krankheitsentwicklung kommen, die in der zahnärztlichen Therapie ihre Ursache hat.
Nicht zuletzt durch einen Mangel an orthomolekularen Substanzen wie Zink, Mangan, Magnesium oder auch Vitamine und ungesättigte Fettsäuren können akute wie auch chronische Schmerzen ausgelöst oder unterhalten werden. Sie zeigen sich möglicherweise als Muskelhartspann oder Subluxationen, d.h. geringe Blockaden einzelner Gelenke, die regelmäßig übersehen werden, da sie im Röntgenbild nicht nachweisbar sind. Die gesamte Regulation des Meridiansystems kann durch derartige Blockaden gestört werden, so daß der Körper zunehmend aus einem gesunden in einen pathologischen Allgemeinzustand driftet.

Cortison hilft immer?

Es ist ein bekanntes Phänomen der modernen Medizin, daß es einige Medikamente gibt, die offenbar in allen Fachgebieten und bei den unterschiedlichsten Krankheiten erfolgreich einzusetzen sind. Dazu gehören neben dem Cortison die Antibiotika, die Nichtsteroidalen Antirheumatika oder auch Krebsmedikamente wie das Methotrexat oder Imurek.
Allen diesen Medikamenten ist eine mehr oder minder entzündungs-

hemmende Wirkung eigen – auch wenn sie offenbar unterschiedliche Therapieansätze verfolgen. Wenn es also immer um Entzündungshemmung geht, dann sollten doch zumindest einige Ursachen dieser vielfältigen Entzündungen auch zu finden sein.
Inzwischen weiß man, daß zwar sehr vielen chronischen Krankheitsbildern chronische Infektionen zu Grunde liegen, aber so vielfältig wie die Krankheiten, so vielfältig sind auch andere Mechanismen im Körper, die aus einer akuten Infektion eine chronische Krankheit machen können. Als zentraler Punkt aller chronischen Krankheitsprozesse hat sich jedoch der Darm mit seinen mehr oder minder gestörten Funktionen herausgestellt – und die Lösung dieser Probleme mit Hilfe einfacher logischer **hoT**-Regime.

Wie ist der orthomolekulare Bedarf zu definieren?

Allgemein bekannt ist der Zusammenhang von körperlicher Arbeit bzw. Leistung mit der notwendigen Zufuhr von Kalorien. Völlig unbekannt scheint dagegen der seit Jahren vorgetragene Zusammenhang zwischen geistiger Leistungsfähigkeit, Streßbelastbarkeit und -verarbeitung bzw. hormoneller Anforderung und ausreichender orthomolekularer Versorgung. Dabei sind die Zusammenhänge offensichtlich und auch vielfach vor allem in amerikanischen Studien aus den 70er und 80er Jahren belegt. Mit steigender geistiger Anforderung steigt parallel der Bedarf an Orthomolekularia. Dieser Zusammenhang gilt auch weitgehend für die körperliche Anforderung. Diese Zusammenhänge gelten aber ganz besonders bei sportlichen Höchstleistungen oder solchen, wie sie der Körper beispielsweise nach Verletzungen in der Heilungsphase zu erbringen hat.

hoT, Rekonvaleszenz und Leistungssport

Die in unserer Praxis entwickelten Orthomolekularregime für die Schmerztherapie wie auch für Leistungssportler unterscheiden sich in der Menge der eingesetzten Substanzen um ein Vielfaches von den Empfehlungen der DGE. Grundlage für unsere allen deutschen Empfehlungen konträre Hochdosis-Therapie ist die Möglichkeit, über die Applied Kinesiology – AK – auszutesten, ob beispielsweise Störungen in Gelenkfunktionen oder in der Meridianregulation vorliegen und mit welchen Substanzen der begleitende Schmerz zu löschen ist. Die Ergebnisse der Untersuchungen führten zu der folgenden Übersicht.

Maximale Tagesdosen bei verletzten Leistungssportlern[1)]

Substrat	Max. Tagesdosis	Substrat	Max. Tagesdosis
Zink	250 bis 400 mg	Kalium	Bis 1000 mg
Selen	600 bis 1000 µg	Magnesium	Bis 1500 mg
Mangan	Bis 50 mg	Vitamin A	Bis 30 fache DGE-Empf.
Chrom	600 bis 1000 µg	B-Vitamine	
Omega-3-Fss.	Ca. 3,0 g	Vitamin C Acerola	1,5 bis 2 g

Zuordnung der Orthomolekularia bei Schmerzsyndromen

Aus der folgenden Übersicht können Sie die Abhängigkeit bestimmter Funktionskreise und Muskeln von den für sie spezifischen orthomolekularen Substanzen erkennen. Man kann postulieren, daß in mehr als 80 % aller chronischen Schmerzfälle mit den jeweils zugeordneten reinen Substanzen der Schmerz deutlich reduziert oder u.U. auch völlig ausgelöscht werden kann. Sind die zu testenden Präparate allerdings mit Farben und anderen Fertigungshilfsmitteln kontaminiert, geht die spontane Wirkung deutlich zurück oder tritt je nach Kontamination gar nicht auf. Wird ein Schmerz durch die Testung vieler zur Verfügung stehenden Materialien nicht oder kaum gebessert, spricht das nicht gegen die Richtigkeit der hier dargestellten Zusammenhänge, sondern lediglich für das Fehlen des „richtigen Moleküls“ in dem zur Verfügung stehenden Testsatz!

Muskel-Meridian-Organ-hoT-Beziehungen nach Applied Kinesilogy – AK

Die hier gelisteten Muskeln werden bei bestimmten Fragestellungen getestet. Die Muskel- und Organzusammenhänge sowie die entsprechenden Nutrienten, die bei den AK-Untersuchungen Hinweise auf Auslöser von Erkrankungen bzw. auf Lösungsansätze geben, sind die Grundlage kausaler Therapie auch im Leistungssport.

Die spontane ***Schmerzauslöschung*** im oralen Test ist das markanteste Zeichen eines ausgeprägten Orthomolekular-Mangels des betreffenden Muskels oder des Gelenkes. Dieser Test ist oft sogar bei seit Jahrzehnten

1) Wir betreuen Olympiasegler, Crossboarder und Skiläufer der Weltklasse nach diesen Maximen

bestehenden Schmerzsyndromen positiv und zeigt einmal mehr, daß Schmerz – wie auch Allergie – der stärkste Schrei des Körpers nach seinen „richtigen Molekülen" ist zur Wiederherstellung einer gesunden Grundregulation und frei fließender Meridian-Energie.

Schultermuskulatur

Muskel	Meridian	Organ	Nutrienten - Orthomolekularia
Bizeps brachii	Magen	Magen	Magnesium-, Calziumcarbonat, Zink, Vit. B-Kompl., Symbionten,HCl
Coracobrachialis	Lunge	Lunge	Mangan, Vit. A, C, Wasser!
Deltoideus	Lunge	Lunge	Mangan, Vit. A, C, Wasser!
Infraspinatus	3-Erwärmer	Thymus	Vit. A, C, Zink, Omega-Fetts, Symbionts
Latissimus dorsi	Milz-Pankreas	Pankreas	Vit. A, Chrom, Selen, Zink, Omega-Fettsäuren, Symbionten, Pankreatin
Pectoralis major clavicularis	Magen	Magen	Magnesium-, Calziumcarbonat, HCl, Zink, Vit. B-Kompl., Symbionten
Pectoralis major sternalis	Leber	Leber	Vit.A, B-Kompl., Zink, Molybdän, Kobalt, Omega-Fetts., Symbionten
Pectoralis minor	Lunge	Lunge	Mangan, Zink, Wasser, Vit. B-Kompl.
Subscapularis	Herz	Herz	Q 10, Vit. B-Kompl., A, E, C, Zink, Selen, Kobalt, Kalium
Supraspinatus	Konzeptionsgefäß	Gehirn	Zink, Omega-Fettsäuren, Vit. A, B-Kompl., C, E, α-Liponsäure, Wasser
Teres major	Lenkergefäß	Wirbelsäule	Vit. B-Kompl., B 12, Zink, Säure-Base, Calcium-, Magnesiumcarbonat
Teres minor	3-Erwärmer	Schilddrüse	Jod, Cobalt, Zink, Selen

Schultermuskulatur

Muskel	Meridian	Organ	Nutrienten - Orthomolekularia
Trapezius pars inferior	Milz-Pankreas	Milz	Calcium, Vitamin C, Organextrakte, Nosoden
Trapezius pars superior	Niere	Ohr, Auge Tinnitus!	Vit. A, B-Kompl., Mangan, Calcium, Magnesium, Molybdän, Omega-Fetts.
Trizeps brachii	Milz-Pankreas	Pankreas	Vit. A, Chrom, Selen, Zink, Omega-Fettsäuren, Symbionten, Pankreatin

Wichtige Schultermuskeln – häufige Zusammenhänge

Muskel	Organ	Regulative Zusammenhänge
Bizeps brachii	Magen	Ernährung? Ananzidität?
Deltoideus	Lunge	Trinkmenge?
Latissimus dorsi	Pankreas	Pankreasenzyme?
Pectoralis major clavicularis	Magen	Ernährung? Ananzidität?
Pectoralis major sternalis	Leber	Darmdysbiosen?
Teres major	Wirbelsäule	Osteopor. Säure-Base!
Trapezius oberer Anteil	Niere	Trinkmenge?

Oberschenkel-Hüft-Muskulatur

Muskel	Meridian	Organ	Nutrienten – Orthomolekularia
Adduktoren	Kreislauf / Sex	Gonaden	Vit. A, B3 - Niacin, C, E, Zink, Selen, Omega-Fetts., Kobalt, Phytosteron
Glutaeus-Gruppe	Kreislauf / Sex	Gonaden	Vit. A, B3 - Niacin, C, E, Zink, Selen, Omega-Fetts., Kobalt, Phytosteron
Gracilis	Kreislauf / Sex	Nebenniere	Vit. C, B-Komplex, Q10, Mangan, Thyrosin, Omega-Fetts., Organextrakte

Oberschenkel-Hüft-Muskulatur

Muskel	Meridian	Organ	Nutrienten – Orthomolekularia
Iliopsoas	**Niere**	Niere	Wasser, Vit. A, E, Zink, Kalium
Ischiocrurale Muskulatur	**Dickdarm**	Rectum	Vit. C, E, Magnesium-, Calcium-Carbonat, Symbionten, Wasser
Piriformis	**Kreislauf / Sex**	Gonaden	Vit. A, B3 - Niacin, C, E, Zink, Selen, Omega-Fetts., Kobalt, Phytosteron
Quadrizeps	**Dünndarm**	Dünndarm	Vit. B-Kompl., Vit. D, Q 10, Kalium, Magnes., Calcium, Symbionten
Sartorius	**Kreislauf / Sex**	Nebenniere	Vit. C, Mangan, Thyrosin, Vitamin B-Komplex, Omega-Fetts., Organextrakte
Tensor fasciae latae	**Dickdarm**	Dickdarm	Vit. B-Komplex, D, Omega-Fetts., Eisen, Kalium, Magnesium, Calcium, Symbionten

Die obigen Übersichten sind eine gute Grundlage bei der Abklärung einer Substitution von hypoallergenen Orthomolekularia. Dabei ist das in der Wohlfühlstudie Göttingen 2002 geprüfte Regime von Wohlfühlpaket, Orthomolekularer Darmsanierung – ODS – 1+2 eine gute Grundlage für eine umfassende Verbesserung der Regulationsfähigkeit des Patienten.
Die in der Studie erfaßten Verbesserungen des Befindens und der Befunde von der Muskelfunktion über die hormonelle Regulation bis zu Bißfehlstellungen und den psychometrischen Untersuchungen korrelierten eindeutig mit der schrittweisen Substitution: Die initialen Regulationsstörungen normalisierten sich innerhalb von drei Monaten weitgehend. Die Magen-Darmstörungen reduzierten sich in nur 8 Wochen um 93 %!
Die grau dargestellten **hoT**-Substanzen[2] werden durch die drei Schritte der oben angesprochenen Substitution mit der ODS zugeführt. Durch diese Übersicht wird klar, warum diese Regime so effektiv bei den meisten Regulationsstörungen von Allergie bis zum chronischen Schmerz sind. Es fehlen kaum essenzielle Substanzen sowohl für die intestinalen als auch für die Herzkreislauf-Funktionen.

2) Wohlfühlpaket, Orthomolekulare Darmsanierung, 1 K + 2, siehe auch Göttinger Studie

Orthomolekularer Mangel – die zentrale Ursache jedes Schmerzsyndroms

Die oben dargestellten Ursachen und Zusammenhänge finden ihre Auflösung in einer umfassenden, gut abgestimmten **hoT** mit orthomolekularer Darmsanierung – ODS. Vielleicht ist es am einfachsten, die **hoT** als „Düngung der menschlichen Regulation" zu verstehen.
Nach dem Gesetz des Mangels, das schon seit mehr als einhundert Jahren in der Düngemittellehre bekannt ist, spielen verschiedene Substanzen zu jeweils verschiedenen Zeitpunkten bei einem Patienten die wichtigste Rolle. Das kann initial Zink sein, das kann auch Magnesium oder Calcium, aber beispielsweise auch hypoallergen verkapseltes natürliches Q 10 Vitamin C[3] sein.

Mein schwerster Schmerzfall

Anläßlich eines Vortrages in einer süddeutschen Privatklinik mit Schwerpunkt Operative Schmerztherapie wurde mir ein ca. 35jähriger Afrikaner vorgestellt. Er war vor ca. 10 Jahren Opfer einer ausländerfeindlichen Attacke gewesen und danach fünfmal an der Wirbelsäule wegen unstillbarer Schmerzen operiert worden.
Seit vielen Jahren bekam er zwischen 250 und 300 mg Morphin täglich, um seine Leiden zu lindern. Trotzdem hatte er einen Dauerschmerz, der seine Lebensqualität sehr einschränkte. Äußerer Hinweis auf seine schwere Erkrankung war die eingeschränkte Mobilität. Er konnte sich nur mittels eines Gehwagens bewegen und seine Füße unter Schmerzen maximal 10 cm vom Boden heben.

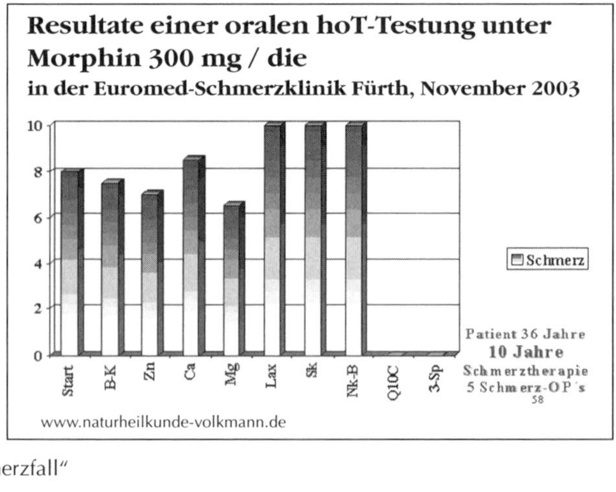

3) siehe „Mein schwerster Schmerzfall"

Orthomolekulare Schmerztherapie

In der unten beschriebenen Art testete ich oral verschiedene Orthomolekularia mit wechselnden Erfolgen auf Schmerzreduktion bzw. Schmerzlöschung. Bei einigen Proben hatte er keinerlei Veränderungen der Schmerzempfindung, bei anderen eine starke Erhöhung des Schmerzreizes. Durch diese Ergebnisse fühlten sich die anwesenden Schmerztherapeuten in ihrer Auffassung bestätigt, daß Schmerzprozesse nicht anders als durch ihre profunden schmerztherapeutischen Kenntnisse zu behandeln seien. Das Erstaunen von Patient und Ärzten war groß, als mit dem schon oben angesprochenen Q 10 Vitamin C der Schmerz völlig ausgelöscht wurde und der Patient seine Füße ohne Schmerzen deutlich über 25 cm anheben konnte!

Die anschließende Testung von 3-SymBiose plus[4)], die eigentlich hinsichtlich der nicht mehr vorhandenen Schmerzsymptomatik gar nicht mehr notwendig war, führte zu einer weiteren Überraschung der Kollegen: Die seit vielen Jahren bestehenden Schulter-Nackenverspannungen mit Reduktion der HWS-Rotation auf ca. 30-0-30 erweiterten sich spontan auf eine Rotation von ca. 90-0-90 ohne Schmerzen!

Orale **hoT**-*Testung als Marker für Bedarf*

Wer keine bioenergetischen Teste durchführen kann, hat die Möglichkeit, bei genauer Beobachtung des Patienten aus dessen Mobilitäts- oder Schmerzveränderungen eine optimal angepaßte Schmerztherapie abzuleiten.

Bei Schmerzpatienten kann man beispielsweise die schmerzende Region, Muskelgruppe oder das betroffene Gelenk bis zur Schmerzgrenze mobilisieren lassen, um dann in eine weitgehend entspannte Ausgangsstellung zurückzuführen. Anschließend gibt man nacheinander kleine Proben verschiedener hypoallergener, d.h. reiner Substanzen wie Zink, Magnesium, Omega-3-Fettsäuren oder den Spurenelementekomplex[5)] in den Mund und läßt den Patienten leicht kauen.

Der Proband wird mit der Testsubstanz im Mund unter erneuter Mobilisation der betroffenen Region nach Veränderungen gefragt hinsichtlich

4) Produkt von **hypo-A** GmbH, 23569 Lübeck

5) Zink, Selen, Mangan, Chrom als hypoallergene Kombination der **hypo-A** GmbH, 23569 Lübeck

der

1. **Schmerzqualität** – dumpf, spitz, brennend, bohrend etc.
2. **Schmerzintensität** – als Skalierung kommt eine Skala von 0 = schmerzfrei bis 10 = nicht auszuhalten in Frage. Die subjektiven Veränderungen können meist gut angegeben werden
3. **Schmerzlokalisation** – Ist der Schmerz am gleichen umschriebenen Ort wie vor der Testung oder gewandert?
4. **Bewegungsumfang** – Bei Gelenken kann die Veränderung des aktiven Bewegungsumfangs sofort gemessen oder geschätzt werden. Das ist besonders eindrucksvoll bei den Schultern und der HWS, aber auch im Finger-Bodenabstand!

Hat man weder einen deutlichen Schmerz noch eine signifikante Gelenkblockade eines Extremitätengelenkes als Indikator, dann kann man die ganze Wirbelsäule oder beispielsweise die HWS in ihren Freiheitsgraden als Indikator für eine gezielte Substitution heranziehen.
Hinsichtlich der Wirbelsäule kann der Finger-Boden-Abstand (FB-Abstand) ohne orale Gabe und unter oraler Gabe verschiedener Substanzen geprüft werden. Zwischen den einzelnen **hoT**-Gaben sollte der Proband seinen Mund mit klarem Wasser ausspülen, wobei die Spülflüssigkeit gern geschluckt werden kann. Wir haben bei diesen Testen schon sehr oft eine Erweiterung des Bewegungsumfanges der Wirbelsäule mit z.B. FB-Abstand von mehr als 50 cm als Ausgangswert unter oralem Substrat bis zu Bodenkontakt erlebt – ohne Schmerz und ohne Anstrengung. Handelt es sich gleichzeitig um eine zuvor schmerzende WS mit Discusprolaps, dann ist diese Übung unter völliger Schmerzfreiheit für Patient und Arzt ein tolles Erlebnis. Daß die oft schon avisierte OP damit entfallen kann, macht den Patienten besonders glücklich!
Bei der HWS-Untersuchung finden sich häufig Rotationseinschränkungen auf ca. 30 bis 40 Grad. Unter wiederholter oraler Gabe verschiedener Substrate öffnet sich regelmäßig der Rotationswinkel auf bis zu 100 Grad beidseits, ohne daß chirotherapeutisch oder anders manipuliert wurde.
Sehr beeindruckend sind diese Teste bei schmerzenden, oft mehrfach operierten Kniegelenken. Wird der Dauerschmerz oder ein belastungsabhängiger Schmerz unter oraler Testung plötzlich vollständig ausge-

löscht, dann traut so mancher Leistungssportler seinem eigenen Körpergefühl nicht mehr. Das Knie teste ich gern durch Kniebeugen auf nur einem Bein. Sowohl das kranke, wenn dies möglich ist, als auch das weniger kranke oder gesunde Bein werden einzeln maximal gebeugt, soweit es der Schmerz zuläßt. Der Patient stützt sich jeweils mit einer Hand zur Sicherheit an meinem Schreibtisch ab. Dann wird der Test mit verschiedenen oralen Substanzen wiederholt, und das Erstaunen ist oft groß, wenn eine zuvor sehr unsichere, schmerzhafte Bewegung nach drei bis vier Testen plötzlich ganz gleichmäßig und ohne Schmerzen durchgeführt werden kann. Weitere OP erforderlich? Reha? Nein – soweit sich der Patient an die hier vorgestellten Therapieregime und vor allem auch an die ökologischen Ernährungshinweise hält.

Endometriose, PMS und Infertilität – ernährungsbedingte Infektions- und Mangelerkrankungen

Einleitung:

Die regulative Endstrecke, die Gesundheitsstörungen häufig erst sichtbar macht, ist der Schmerz! Nicht zuletzt durch einen Mangel an orthomolekularen Substanzen wie Zink und Magnesium oder auch durch Vitaminmangel können sowohl akute als auch chronische Schmerzen ausgelöst werden. Solche Mangelsyndrome können langfristig auch hormonelle Regulationsstörungen verursachen, die jedoch nur bei bestimmten Fragestellungen wie z.B. in der Fertilitätsdiagnostik auffallen.

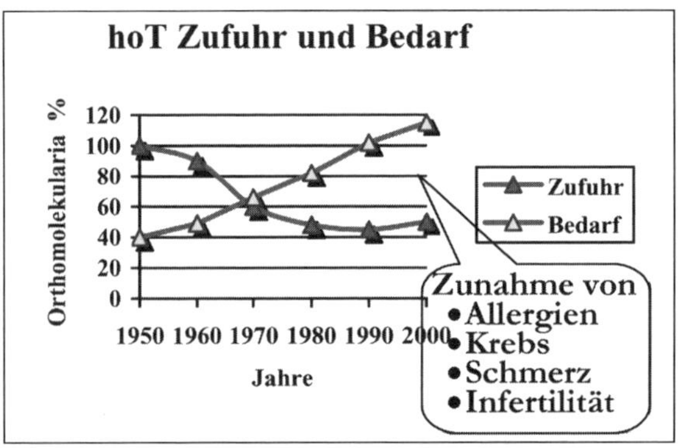

Der Energiefluß des Meridiansystems wird durch eine ausgeglichene Grundversorgung mit Orthomolekularia aus natürlicher Frischkost gespeist. Mangel an Orthomolekularia – an den „richtigen Molekülen" – stört und blockiert, so daß der Körper aus einer gesunden in eine pathologische Regulation driftet.

Eine frische naturnahe ökologische Ernährung ist seit alters her die Basis der Gesundheit! – Die hypoallergene orthomolekulare Therapie – **hoT** – ist als biologische Aufwertung der Nahrung der moderne Weg einer umfassenden Gesundheitsprophylaxe. Sie hilft, die ständig zunehmenden chronischen Krankheiten erfolgreich zu kurieren.

Das Digeston – das funktionelle Dünndarmsegment und das Darm-Resonanz-Syndrom – DRS

Der Dünndarm ist segmental aufgebaut. Die Toleranz gegenüber den Ingesta und die Spezifität der Digestion verhalten sich umgekehrt proportional im Verlauf der Darmpassage. Das Digeston ist die funktionelle Einheit eines Dünndarmsegmentes, das ca. 14 bis 18 cm lang ist. Der

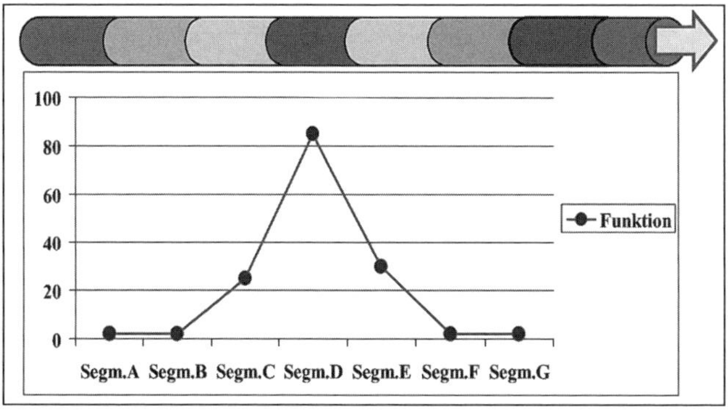

Segementale spezifische Verdauung im Dünndarm

Operateur beobachtet die segmentale Darmatonie dieser Segmente regelmäßig bei Bauchoperationen. Sie zeichnen sich durch eine spezifische Verdauungsleistung für bestimmte chemische Bindungen z.B. von Proteinen, Fetten oder Kohlenhydraten aus. Dafür wird ein stabiler lokaler pH-Wert zur optimalen Funktion benötigt. Die jeweils benachbarten Segmente haben zunehmend und abnehmend eine vergleichbare Spezifität der Verdauungsleistungen. Sie sind darüber hinaus segmental von einer z.T. noch nicht bekannten bakteriellen Flora besiedelt.

Eine weitere Eigenschaft dieser Segmente ist die kybernetische Verknüpfung in die Peripherie zu Haut und Schleimhäuten, zu Muskeln und Gelenken sowie z.B. zum hormonellen System. Eine Neurodermitis ist ohne gestörtes Intestinum nicht denkbar. Durch segmentale Darmstörungen wird auch der segmentale muskuläre Hartspann paravertebral ausgelöst mit der Folge von Bandscheibenvorfällen. Selbst die Parodontitis nur eines Zahnes in der feuchten Kammer Mundhöhle oder die Onychomykose nur eines Großzehennagels ist logisch als trophische Störung durch die energetische Interaktion mit einem gestörten Digeston zu erklären.

Darüber hinaus besteht offenbar intestinal eine segmentale Sensibilität für artifizielle chemische Nahrungsbestandteile. Jeder kennt das Phänomen der spontanen Müdigkeit am Nachmittag. Man ist urplötzlich ca. 20 bis 30 Minuten stark in seiner Leistungsfähigkeit reduziert und wünscht sich ein Bett, um dann innerhalb weniger Sekunden überraschend wieder sein altes Vigilanzniveau zu erreichen – ohne Schlaf!?

Erklären läßt sich dieses Phänomen mit der lokalen Resonanz der Schleimhaut eines Darmsegmentes mit einer unverträglichen Chemikalie. Solange dieses Gift im Segment mit der Schleimhaut interagiert, benötigt der Körper offensichtlich alle Energie zur Aufrechterhaltung der Schleimhaut-

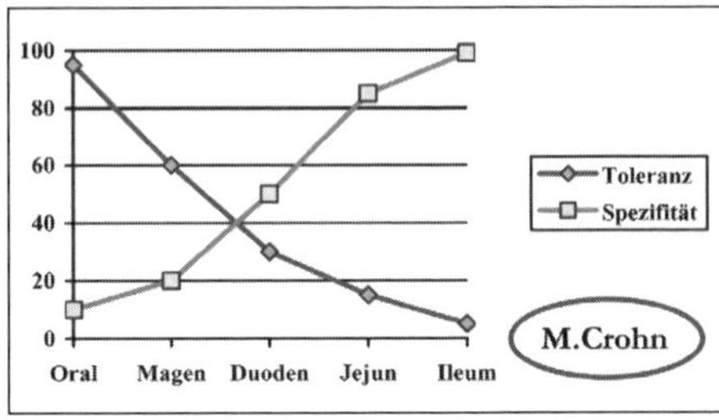

Integrität. Verläßt der belastende Speisebrei das dafür besonders sensible Segment, kehrt die Energie des Körpers innerhalb weniger Minuten ebenso plötzlich zurück, wie sie verschwand. – Diese Zusammenhänge verstehen wir als Darm-Resonanz-Syndrom[1].

Modern Life als zentrale Krankheitsursache

Diskutiert man die oben dargestellten Zusammenhänge in der Ernährungsberatung mit Patienten, führt das oft zu der Frage: Was kann ich denn dann überhaupt noch essen? Kein Kantinenessen, keinen Pikantje von Gouda und keine Cola – was bleibt mir da noch zum Genießen!?
Allein die Verbindung des Begriffes Genießen mit Chemikaliengemischen wie Cola treibt dem echten Genießer Schweißperlen auf die Stirn. Noch viel mehr sollte das beim chronisch Kranken der Fall sein, der besonders an den Auswirkungen seiner völlig unphysiologischen Chemiekost leidet.
Erschwerend wirken sich Verhaltensweisen aus, die zu Streß im Alltag und in der Freizeit führen. Jeder Streß führt zu einem zusätzlichen Verbrauch von Orthomolekularia im Körper. Bei einem bestehenden **hoT**-Mangelsyndrom kommt es zwangsläufig unter Streß zu Exazerbationen bekannter Krankheiten wie Asthma, Neurodermitis oder Schmerzsyndromen.
Besteht die Ernährung jedoch nur noch aus modernen „gesunden" Nahrungsmitteln wie H-Milch mit Cornflakes zum Frühstück, ein schneller Snack mit Instant-Kaffee und Instant-Sahne am Vormittag, Kantinenkost am Mittag, „Du darfst" am Nachmittag usw., dann entwickelt sich das hinreichend bekannte Chronic Fatigue Syndrome. Alle intestinalen Oberflächen werden durch die verzehrten Chemikalien derart überlastet, daß kaum noch eine regelrechte Energiegewinnung aus der artifiziellen Unkost möglich ist. Der kausale Therapieansatz auch dieses schwer therapier-

1) Erstbeschreibung vom Autor in Christian Kobau, Ganzheitlich und Naturheilkundlich Orientierte Zahnmedizin, 2. Auflage 2001, Seite 705-708

baren Krankheitsbildes, das im übrigen die gleichen Grundzusammenhänge zeigt wie das Fibromyalgie-Syndrom, wird im weiteren Verlauf klar werden.

Muskel-Meridian-Organ-hoT-Beziehungen des Hormonsystems nach Applied Kinesiology – AK

Modifiziert und erweitert von Peter-Hansen Volkmann

Muskeln	Meridian/Organ	hoT-Substanz [2]
Adduktoren	Kreislauf-Sex / Gonaden	Vitamin A, B-Komplex, E, Mg, Zn, Ω-Fettsäuren
Gluteus maximus	Kreislauf-Sex / Gonaden	Vitamin A, B-Kompl., E, Mg, Zn, K, Ω-Fettsäuren
Infraspinatus	3-Erwärmer / Thymus	Vit. A, *C*, B-Kompl., Mg, Mn, Zn, Symbionten
Latissimus dorsi	Milz-Pankreas / Pankreas	Cr, Se, Zn, Ca, K, Vit. E, Symbionten, Ω-Fettsäuren
Levator scapulae	Lunge / Parathyreoidia	Ca, P, Mg, Zn, Ω-Fettsäuren
Piriformis	Kreislauf-Sex / Gonaden	Vitamin **A**, B-Kompl., E, Mg, Zn, K, Ω-Fettsäuren
Sartorius	Kreislauf-Sex / Pararenales	Mn, Mo, Zn, Vit. *A*, B-Kompl., E, Ω-Fettsäuren
Supraspinatus	Konzeptionsgefäß / Gehirn	Vit. *A*, B-Kompl., *C*, D, E, K, Co, Cr, J, Mn, Mo, Zn, Se, Ca, Mg, K, Ω-Fettsäuren, Q10 Ubichinon
Tibialis posterior	Kreislauf-Sex / Pararenales	Vit. *A*, B-Kompl., *C*, E, Mn, Mg, Zn, Ω-Fettsäuren

Aus der Applied Kinesiology kennen wir die oben dargestellten Zusammenhänge zwischen Muskeln und Organsystemen, die über das Meridiansystem zu erklären sind. Die Korrelation zu bestimmten **hoT**-Substraten sind in vielen Jahren international immer umfassender geklärt worden. Welche Relevanz haben diese Verknüpfungen jedoch für den Praxisalltag? Der Reproduktionsmediziner könnte bei hormonellen Störungen immer an einigen oder mehreren dieser Muskeln Schwäche- oder Streßzeichen testen. Der Sportmediziner kann beispielsweise bei Muskelproblemen

2) GRAU dargestellt sind **hoT**-Substanzen, die mit den Therapie-Regimen der Göttinger Studie innerhalb von drei Monaten Therapie durchgeführt wurden, Produkte der **hypo-A** GmbH, 23569 Lübeck, Studie kann als Sonderdruck beim Autor angefordert werden.

des Leistungssportlers bis hin zu Muskelrissen die für den jeweiligen Muskel angegebenen Orthomolekularia oral durchtesten, um zu prüfen, ob und wie weit sich der akute Schmerz direkt reduzieren bzw. völlig auslöschen läßt. Über die Schmerzreduktion erhält der Therapeut im Therapieverlauf auch Hinweise auf die Wiederherstellung der normalen hormonellen Regulationsfähigkeit.

Endometriose – eine Frauenkrankheit unklarer Äthiologie

Endometriose ist eine meist sehr schmerzhafte chronische Erkrankung der menstruierenden Frau, die oft erst nach einer Leidensgeschichte von 5 bis 8 Jahren als gynäkologische Diagnose gestellt wird. Die Pathogenese erscheint universitär weitgehend unklar. Als denkbar gilt ein Verschleppungsmechanismus von mobilisierten Endometriumzellen in Fremdgewebe oder in die freie Bauchhöhle. Die Fertilität ist auch ohne medizinische Maßnahmen eingeschränkt.

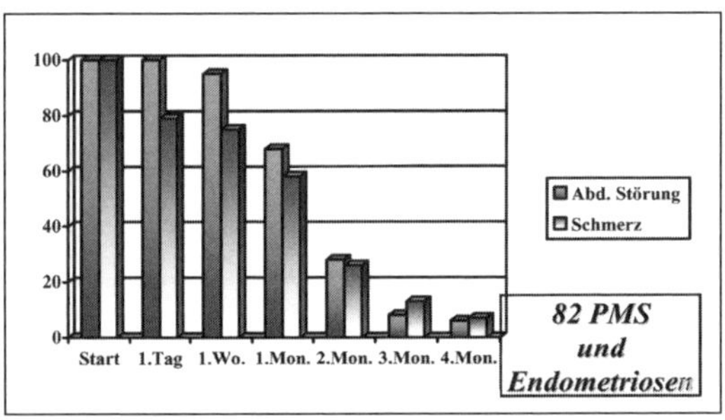

Endometriosen werden häufig mehrfach mit z.T. geringen Erfolgen operiert. Die anschließenden Hormontherapien sind mit vielen z.T. gravierenden Nebenwirkungen behaftet. Sie werden deshalb von den Betroffenen oft als sehr belastend empfunden und lösen trotzdem die Schmerzproblematik nur sehr beschränkt. Die hormonell verursachten vorgezogenen Wechseljahre sind vor allem für junge Damen ein gravierender Einschnitt in ihre Lebensqualität. Schwangerschaften sind darunter nicht möglich.

Endometriose – eine ernährungsbedingte Infektions- und Mangelkrankheit

Das Diagramm auf Seite 175 stellt die aus den oben dargestellten Zusammenhängen abgeleitete Kausalität und daraus folgende Therapieansätze bei dieser gemeinhin als schwer therapierbar oder unheilbar geltenden Erkrankung dar. Die Pathogenese scheint nach den Erfahrungen in den letzten ca. 15 Jahren mit meist mehrfach operierten Patientinnen folgendermaßen gesetzmäßig abzulaufen:

Endometriose, PMS und Infertilität

1. In allen Fällen finden sich chronische Darmstörungen, oft mit auch subjektiv wahrgenommenen Verdauungsstörungen wie Diarrhoe oder Obstipation und Nahrungsmittelunverträglichkeiten. Eine Heidelberger Studie unter Frau Prof. Dr. Gerhard hat diese Zusammenhänge inzwischen bestätigt.
2. In fast allen Fällen sind Antibiotikatherapien in Kindheit und Jugend zu eruieren.
3. In allen Fällen wird auf gesunde naturnahe frische Ernährung kaum Wert gelegt. Im Gegenteil: Es werden gerade prämenstruell gehäuft Süßigkeiten, Chips usw. neben Chemikaliengetränken zugeführt.
4. In den meisten Fällen sind rezidivierende Vaginalmykosen bekannt, die jedoch nicht kausal ganzheitlich, sondern zumeist nur repetierend lokal antimykotisch insuffizient therapiert werden. Das Intestinum als ständige Candida-Quelle scheint in der klinischen Gynäkologie weitgehend unbekannt zu sein – ähnlich wie in der Gastroenterologie.

Diese Fakten führen langfristig zu einer chronischen Dysbiose, d.h. zu einer Fehlbesiedelung im Gastro-Intestinaltrakt z.B. durch Candida albicans, Amöben, Helicobacter usw.
Exotoxine dysbiotischer Keime und Nahrungsmittelchemikalien ebenso wie eine ödematös gereizte Darmschleimhaut blockieren die regelhafte Verdauung in einer zunehmenden Zahl von Digestonen.
Fehlverdauung und daraus resultierende Minderaufnahme verschärfen zunehmend den latenten orthomolekularen Mangelzustand. Der zumeist erste fühlbare Ausdruck dieser Regulationsstörungen ist für die Patientin eine perimenstruelle Schmerzsymptomatik. Einhergehen kann die Entgleisung des Hormonstoffwechsels mit der Entwicklung eines Prämenstruellen Syndroms – PMS. Wird der Schmerz oder das PMS nicht adäquat orthomolekular hypoallergen[3)] behandelt, entwickeln sich weitere Hormonstörungen bis hin zur Endometriose und Infertilität.

---

3) hypoallergen zur Vermeidung belastender Chemikalien. Viele Damen haben auch orthomolekular „alles versucht – ohne Erfolg!" Die hier dargestellten Therapien haben in mehr als 80 % aller Fälle Erfolg innerhalb von 3 bis 4 Monaten!

Ortsfremde Neubildung von Endometriumzellen – Was passiert physiologisch-histologisch?

Bei der Endometriose handelt es sich nach meiner festen Überzeugung nicht um verschleppte Endometriumzellen, sondern um eine genetische Umschaltung innerhalb von Zellen in einem hoch proliferativen Mucosagewebe, d.h. in Zellverbänden mit großer Vermehrungsrate.
Die empfindliche Mucosazelle ist, wie oben beschrieben, über einen längeren Zeitraum durch Stoffwechselschlacken dysbiotischer Keime, durch den Zellstoffwechsel blockierende Nahrungsmittel-Chemikalien sowie durch einen zunehmenden orthomolekularen Mangel in ihrer Stoffwechselfunktion und Vermehrungsfähigkeit stark eingeschränkt. Die hoch generativen Gewebe zeigen unter bestimmten, umkehrbaren Milieubedingungen eine Tendenz, ihr genetisch determiniertes Zellprofil spontan zu ändern in Richtung auf eine Endometriumzelle.
Diese ektopen, d.h. falsch gelegenen Endometriumzellen allein sind in vielen Fällen jedoch offenbar kein Grund für eine belastende Schmerzsymptomatik. Das wissen wir von Zufallsbefunden aus OPs, die aus anderen Gründen notwendig waren.
Gemeinsam mit verschiedenen anderen Beobachtungen führt das zu der Überlegung, daß zum einen Nahrungsmittelchemikalien für die oft therapieresistenten Schmerzen verantwortlich sein könnten. Andererseits könnte auch der ausgeprägte **hoT**-Mangel eine zentrale Schmerzursache sein.
Untermauert wird dieser Ansatz der Endometriose-Genese durch die drei folgenden, wiederholt reproduzierbaren Beobachtungen an Patientinnen:

- Wird die bisherige Normalkost auf frische Ökokost und mindestens 2 Liter Frischwasser pro Tag umgestellt unter Meidung von Schokolade, Cola etc., dann reduzieren sich die Schmerzzustände wie die Uterusverkrampfungen innerhalb von 4 bis 6 Wochen deutlich.
- Wird beispielsweise in dieser Zeit parallel mit dem sogenannten Reha 1 Paket[4)] therapiert, dann reduzieren sich die Beschwerden innerhalb von 6 Wochen bei schmerzhaften Endometriosen um mehr als 70 %, so daß in den meisten Fällen keine weitere Schmerzmedikation mehr benötigt wird.

4) Literatur siehe: **Ökosystem Mensch – Gesundheit ist möglich!** erschienen bei CoMed und www.vbn-verlag.de

- Wird die Kostumstellung unter einer begleitenden **hoT** über ca. zwölf Monate weitergeführt, schrumpfen bzw. verschwinden Endometrioseherde und Ovarialcysten ebenso wie sich Cystovarien oft völlig normalisieren.

Schmerztherapeutische Zusammenhänge unter der hoT

Schon oben wurde auf die Möglichkeiten der orthomolekularen Schmerzlöschung hingewiesen. Das oft strapazierte Schmerzgedächtnis gibt es offenbar gar nicht. Es ist ein Hilfskonstrukt des hilflosen Therapeuten – ebenso wie die Fibromyalgie.

1. Durch das „richtige Molekül" – ortho-molekular – kann akuter wie chronischer Schmerz an Muskeln oder Gelenken, aber auch im Uterus sofort, d.h. im Augenblick des oralen Schleimhautkontaktes, unter Kauen und Einspeichelung, reduziert oder auch völlig ausgelöscht werden. Das ist bei Testung von mehr als zehn verschiedenen hypoallergenen reinen Pulversubstraten und Ölen in nahezu 90 % aller chronischen Fälle zu demonstrieren.
2. Der Bewegungsumfang zuvor blockierter Gelenke öffnet sich spontan in mehr als 60 % der Fälle – selbst wenn das Gelenk mehrere Jahre scheinbar eingesteift war!
3. Durch orale Gabe z.B. von Cola, Süßigkeiten oder Chips – bei bekannter Lactose- oder Fructoseintoleranz auch durch diese Substrate – sind Schmerzsensationen bei dafür sensiblen Patienten innerhalb weniger Minuten unter Kauen erneut an Muskeln oder Gelenken, die für ein Schmerzsyndrom verantwortlich waren, auszulösen.
4. Diese Schmerzen lassen sich anschließend durch die entsprechende **hoT**-Substanz regelmäßig innerhalb weniger Minuten wieder reduzieren oder völlig auslöschen.
5. Durch Nahrungs-Chemikalien verursachte intermittierende Schmerzen z.B. an der Wirbelsäule lassen sich regelmäßig durch die schnelle orale Zufuhr von zwei Litern reinen Wassers – auch eine orthomolekulare Substanz! – innerhalb einer Stunde mit dem Urin auswaschen.

Der Zusammenhang Schmerz – orale Schmerzlöschung, z.B. durch Vitamin B-Komplex plus, hat mich vor Jahren zu der Formulierung veranlaßt: Schmerz ist – wie Allergie – der Schrei des Körpers nach den richtigen Molekülen! Aus dem oben Gesagten folgt logisch der kausale Therapieansatz.

Volkmannsche Therapie-Trias:
Die drei kurativen Ansätze bei chronischen Krankheiten

1. **Kostumstellung** auf naturnahe frische Ökokost aus der Region unter weitgehender Meidung von Fertiggerichten und anderen Quellen von Umwelt- und Nahrungsmittelchemikalien.
2. **hoT-Substitution** zur biologischen Aufwertung der Nahrung, d.h. Gabe von reinen Mineralien, Spurenelementen usw. zur Verbesserung der Grundregulation sowie der Entgiftung und Ausleitung.
3. **Orthomolekulare Darm-Sanierung – ODS**[5)]– in zwei jeweils ca. vier Wochen dauernden Schritten mit hypoallergenen symbioselenkenden Komplex-Präparaten, die zunächst eine Dünndarm- und anschliessend eine Dickdarmsanierung von Candidosen usw. ohne eine der typischen Candida-Diäten herbeiführen.

Merke:
Die **VERA-Studie** zeigte zwischen 1985 und 1989 an ca. 23.000 Teilnehmern in der BRD, daß fast niemand auf die von der DGE empfohlene Tagesverzehrmenge von **Zink** kam. Dabei ist die viel zu geringe Dosisempfehlung der DGE gegenüber amerikanischen Empfehlungen noch gar nicht berücksichtigt!
Eine **WHO-Studie** an Wiener Schulkindern 1994 ergab eine eindeutige **Mangelversorgung** der Kinder mit **Zink.**
Die **Selenversorgung** der Österreicher ist nach einer **Studie des Statistischen Zentralamtes** von 1999 verglichen mit den DGE-Empfehlungen nur zu etwa 50 % gesichert. In der Studie wurden Kochverluste der Nahrungsmittelzubereitung noch gar nicht berücksichtigt! Die deutschen Versorgungsgrade sind identisch.
Diese Liste ließe sich beliebig für alle Vitamine, Spurenelemente, Mineralien und Omega-Fettsäuren verlängern!

Zusammenfassung
Nach den hier vorgestellten Denk- und Therapieansätzen habe ich inzwischen mehr als 100 Endometriosepatientinnen kausal – wie in den Diagrammen gezeigt – mit sehr guten Ergebnissen ohne weitere OPs oder

5) Göttinger Studie: Wohlfühlpaket, Orthomolekulare Darmsanierung ODS 1K + 2, Produkte **hypo-A** GmbH, 23569 Lübeck, www.hypo-A.de

Hormontherapien therapiert. In Europa wurden von verschiedenen Fachgruppen vom Zahnarzt über den Regulationsmediziner bis zum Heilpraktiker zwischen 300 und 500 Endometriosen erfolgreich saniert.

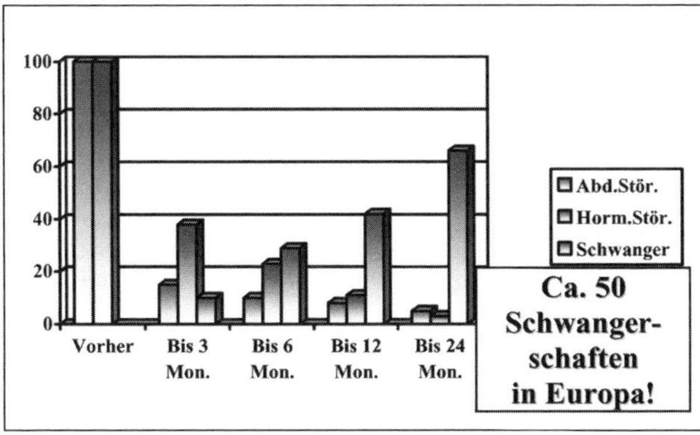

Mehr als 25 Schwangerschaften sind allein in meiner Praxis bei infertilen Paaren erreicht worden, wobei eine vorbestehende Azoospermie des Mannes auf die gleichen Ansätze positiv mit Produktion einer großen Zahl überwiegend gesunder, mobiler Spermien reagiert. Die Erfolgsquote hinsichtlich Fertilisierung liegt in meiner Praxis bei ca. 60 %. In einem Fall wurde eine Kollegenfrau mit iatrogener postoperativer zweijähriger sekundärer Amenorrhoe in nur sieben Wochen unter **hoT** ohne Hormongaben schwanger! In Europa sind nach meiner Kenntnis inzwischen mehr als 50 Schwangerschaften durch diese Therapieansätze ausgetragen worden.
Einige meiner Patientinnen mit mehreren Endometriose-OPs in der Vorgeschichte waren unter der Basistherapie mit Omega-3-Fettsäuren, Spurenelementen – Zink, Selen, Mangan, Chrom – und Magnesium-Calcium innerhalb von nur 2 bis 3 Wochen bei ihrer ersten Menstruation unter **hoT** weitgehend beschwerdefrei.
Unter Berücksichtigung weltweiter Studien zur Versorgung der Bevölkerung entwickelter Länder mit Orthomolekularia sind die aktuellen Einschränkungen dieser Therapieform durch die europäische Gesetzgebung im günstigsten Fall nur unverständlich zu nennen. Auf die Frage: Woher kommen die Allergien und andere chronische Erkrankungen? geben weder Universitäten noch Kassen und Politik logische Antworten.
Vor dem oben dargestellten kausalen Hintergrund chronischer Erkrankungen sind Endometriose-Operationen heute in mehr als 80 % der Fälle genauso überflüssig wie die allermeisten Kniegelenk-, Wirbelsäulen- und Schulter-Operationen.

ENDOMETRIOSE, PMS UND INFERTILITÄT

Wie hieß es bei Hippokrates schon vor 2500 Jahren? – Du bist was Du isst! Die seit etwa 40 Jahren exorbitant zunehmende Multimorbidität wie auch die Infertilität von Mann und Frau sollten uns nicht nur als Therapeuten zu denken geben!

Therapieschema bei Endometriose und Kinderwunsch

Woche: Präparat:	1.	2.	3.	4.	5.	6.	7.	8.	9.	10.
hypo-A Lachsöl	3x2	3x3	3x3	3x3	-	3x2	-	3x3	1x3	3x1
hypo-A Spurenelemente	3x2	3x2	1-2	1-2	-	-	-	1-2	1-2	1-2
hypo-A Vit.B-Kompl.plus	-	-	3x2	3x2	1-2	1-2	-	-	-	
hypo-A Magnesium-Calcium (3-5 Monate!)	3x1	3x1 2zN	3x1 2zN	3x1 2zN	2 zur Nacht	2 zur Nacht	2 zur Nacht	2 zur Nacht	3x1 2zN	3x1 2zN
hypo-A Kalium spe	-	-	-	-	3x1	3x1	3x1	3x1	-	-
hypo-A 3-SymBiose	-	-	-	-	3x1	3x1	3x1	3x1	-	-
hypo-A Schwarzkümmel	-	-	-	-	3x2	3x2	3x2	3x2	2x2	2x2

Woche: Präparat:	11.	12.	13.	14.	15.	16.	17.	18.	19.	20.
hypo-A Schwarzkümmel	2x2	2x2	***NK-Borretsch*** – Öle im täglichen Wechsel weiterhin							
hypo-A Vit. B-Komp.plus	-	-	-	1-2	1-2	intermittierend				1-2
hypo-A Vitamin AE-Lyc.	3x2	3x2	2	2	2	2	2	2	2	2
hypo-A Q 10 Vitamin C	2-3	2-3	2-3	2-3	-	3x3	3x3	2-3	2-3	2-3
hypo-A 3-SymBiose plus	3x1	3x1	3x1	3x1	3x1	3x1	3x1	3x1	3x1	3x1
hypo-A Magnesium-Calcium (3-5 Monate!)	3x1	3x1	3x1	3x1	2 zur Nacht	2 zur Nacht	2 zur Nacht	2 zur Nacht	2 zur Nacht	2 zur Nacht
hypo-A Kalium spe	2x1	2x1	2x1	2x1	3x1	3x1	3x1	3x1	2x1	2x1

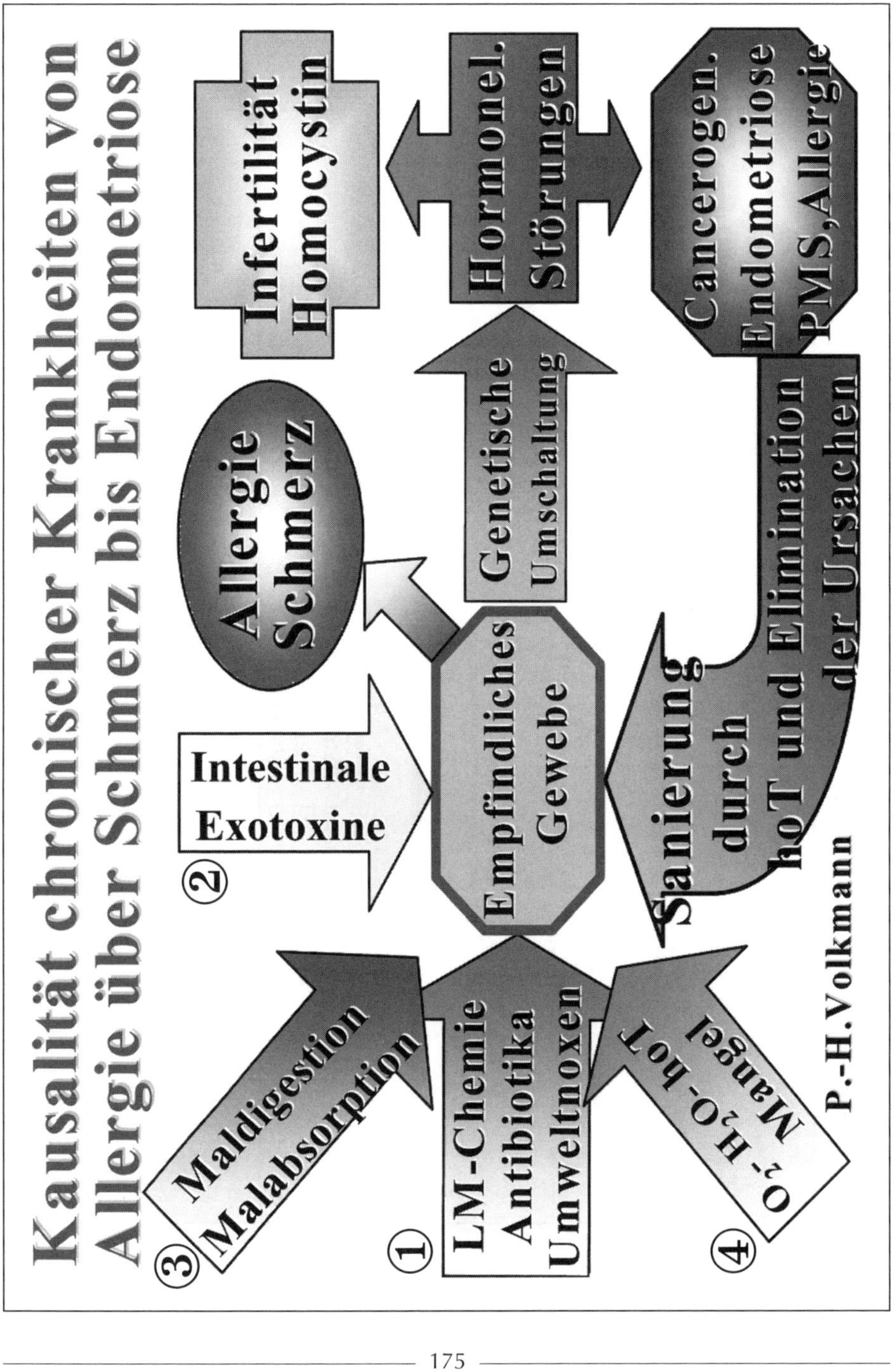
Kausalität chronischer Krankheiten von
Allergie über Schmerz bis Endometriose
③ Maldigestion
Malabsorption
① LM-Chemie
Antibiotika
Umweltnoxen
④ O₂-H₂O-hoT
Mangel
② Intestinale
Exotoxine
Empfindliches
Gewebe
Allergie
Schmerz
Genetische
Umschaltung
Sanierung
durch
hoT und Elimination
der Ursachen
Infertilität
Homocystin
Hormonel.
Störungen
Cancerogen.
Endometriose
PMS, Allergie
P.-H.Volkmann

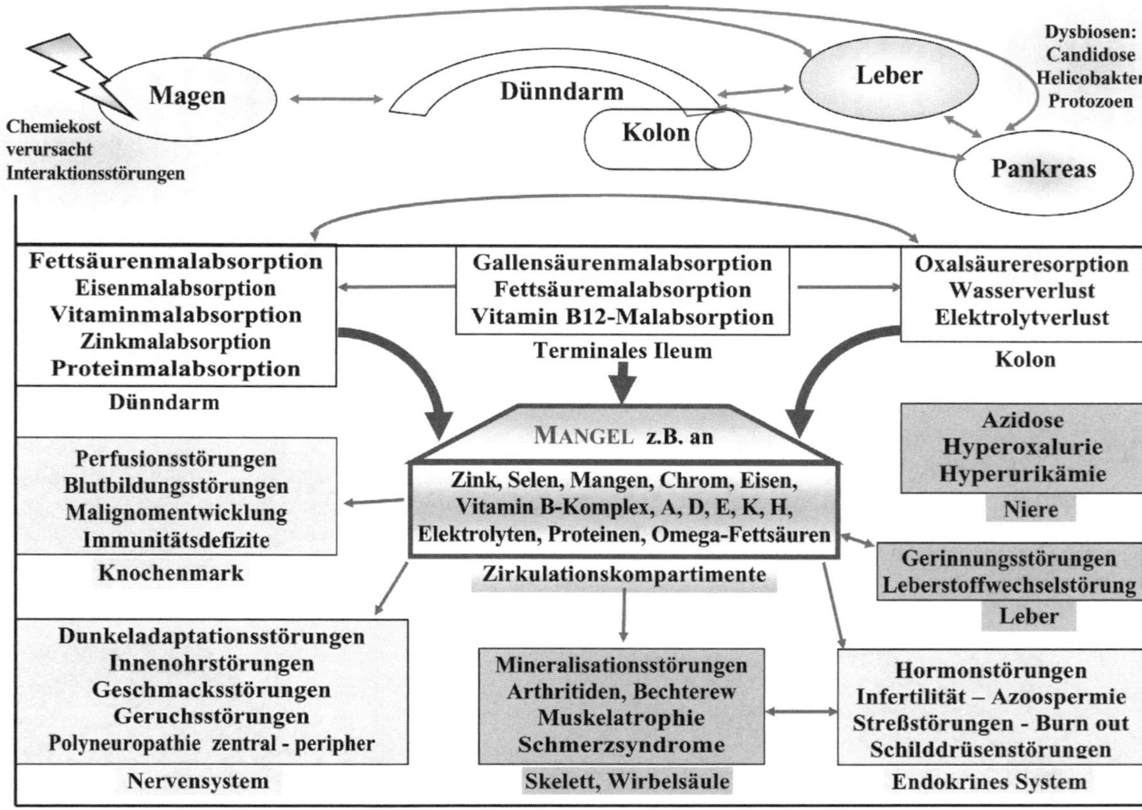

Extraintestinale Wechselwirkungen der Maldigestion bei Dyspepsie / Dysbiosen *modifiziert nach Schölmerich von*
www.naturheilkunde-volkmann.de **23569 Lübeck** Fax: 0451-30 41 79

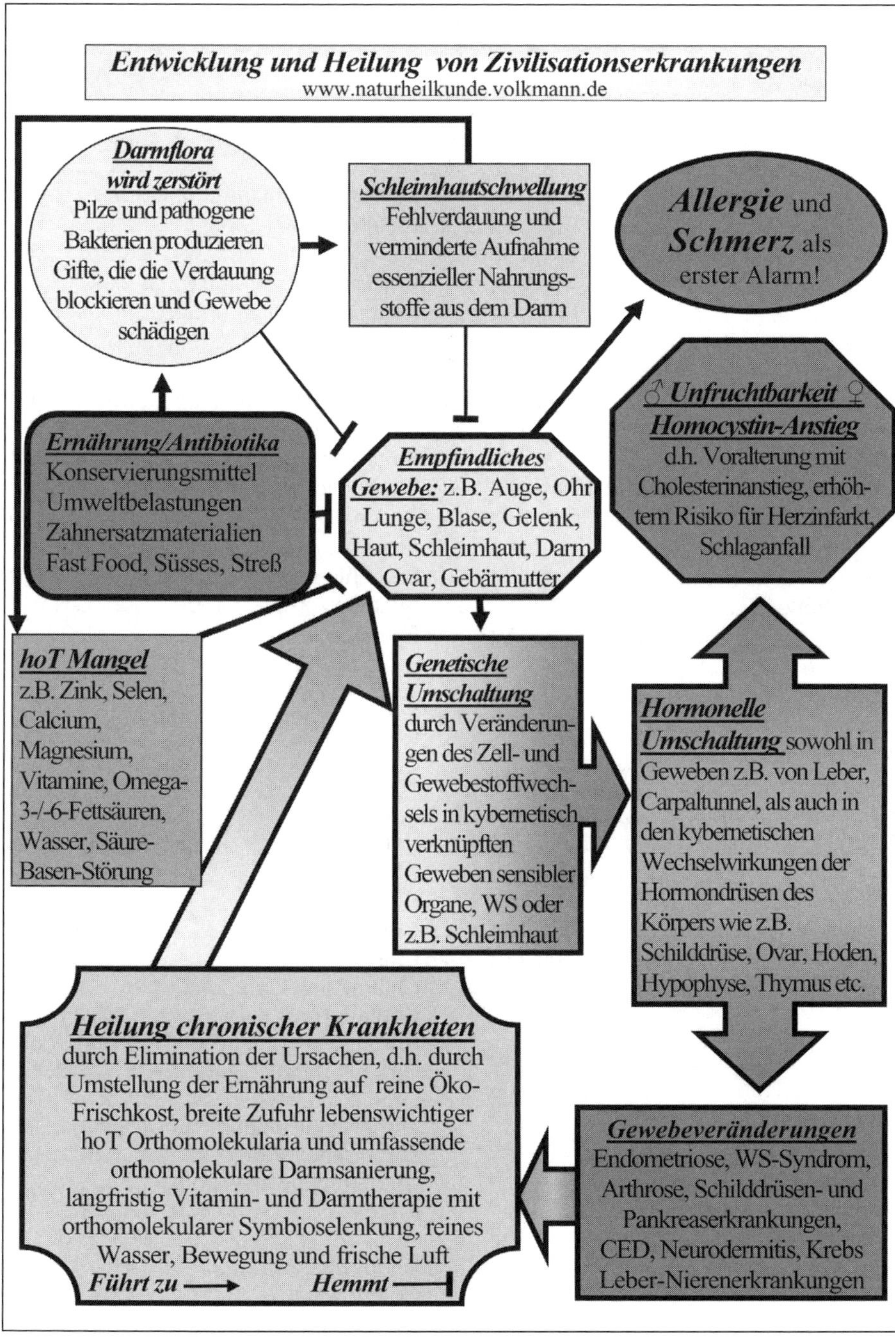
Entwicklung und Heilung von Zivilisationserkrankungen
www.naturheilkunde.volkmann.de
Darmflora wird zerstört
Pilze und pathogene Bakterien produzieren Gifte, die die Verdauung blockieren und Gewebe schädigen
Schleimhautschwellung
Fehlverdauung und verminderte Aufnahme essenzieller Nahrungsstoffe aus dem Darm
Allergie und Schmerz als erster Alarm!
Ernährung/Antibiotika
Konservierungsmittel
Umweltbelastungen
Zahnersatzmaterialien
Fast Food, Süsses, Streß
Empfindliches Gewebe: z.B. Auge, Ohr Lunge, Blase, Gelenk, Haut, Schleimhaut, Darm Ovar, Gebärmutter
♂ Unfruchtbarkeit ♀
Homocystin-Anstieg
d.h. Voralterung mit Cholesterinanstieg, erhöhtem Risiko für Herzinfarkt, Schlaganfall
hoT Mangel
z.B. Zink, Selen, Calcium, Magnesium, Vitamine, Omega-3-/-6-Fettsäuren, Wasser, Säure-Basen-Störung
Genetische Umschaltung
durch Veränderungen des Zell- und Gewebestoffwechsels in kybernetisch verknüpften Geweben sensibler Organe, WS oder z.B. Schleimhaut
Hormonelle Umschaltung sowohl in Geweben z.B. von Leber, Carpaltunnel, als auch in den kybernetischen Wechselwirkungen der Hormondrüsen des Körpers wie z.B. Schilddrüse, Ovar, Hoden, Hypophyse, Thymus etc.
Heilung chronischer Krankheiten
durch Elimination der Ursachen, d.h. durch Umstellung der Ernährung auf reine Öko-Frischkost, breite Zufuhr lebenswichtiger hoT Orthomolekularia und umfassende orthomolekulare Darmsanierung, langfristig Vitamin- und Darmtherapie mit orthomolekularer Symbioselenkung, reines Wasser, Bewegung und frische Luft
Führt zu ⟶
Hemmt ⊣
Gewebeveränderungen
Endometriose, WS-Syndrom, Arthrose, Schilddrüsen- und Pankreaserkrankungen, CED, Neurodermitis, Krebs Leber-Nierenerkrankungen

Stichwortverzeichnis

Stichwortverzeichnis

Anhang

Tabelleninterpretation beispielhafter Nahrungsmittelzusätze mit E-Nummern

Aus den u.a. Tabellen* gehen Störpotentiale von üblichen Nahrungsmittelzusätzen hervor. Die Tabellen ließen sich inzwischen auf ca. 5000 verschiedene Substanzen mit teilweise erbgutverändernder cancerogener Potenz erweitern. **Alle u.a. Chemikalien sind in der EU amtlich zur Verarbeitung in Nahrungsmitteln und Medikamenten für den menschlichen Verzehr zugelassen! Alle stören mehr oder weniger die natürlichen Regulationsmechanismen in Körper, Darm und Hormonsystem! Sicher ist keine auf *Gratinieren* untersucht! Chemie-Verzehr: >25 kg/Kopf/Jahr**

Farbstoffe

102	Tartrazin	gelb	synthetisch, **allergieauslösend, V.a. Lebertoxizität**
104	Chinolingelb	gelb	synthetisch, **allergieauslösend**
110	Gelborange S	orange	synthetisch, **allergieauslösend**
122	Azorubin	rot	synthetisch, **allergieauslösend**
123	Amaranth	rot	synthetisch, **allergieauslösend, seit 1976 in den USA verboten**
124	Cochenillerot A	rot	synthetisch, **allergieauslösend**
127	Erythrosin	rot	synthetisch, **allergieauslösend**
161g	Canthaxanthin	rot-orange	synthetisch, **vom Verzehr abzuraten, V.a. Lebertoxizität**

Konservierungsstoffe

210	Benzoesäureverbindungen	**synthetisch, allergieauslösend, z.B. Asthma, Urticaria, Reflux, leberbelastend bei gleichzeitiger Aufnahme von künstl. Farbstoffen, bei Hunden in höheren Dosen epileptische Anfälle Cave: Epileptischer Anfall nach Kindergeburtstag! (eigener Praxisfall)**
211	Natriumbenzoat	
212	Kaliumbenzoat	
213	Calciumbenzoat	
239	Hexamethylentetramin	synthetisch – **vom häufigen Verzehr abzuraten- allergieauslösend**
249-250	Kalium-, Natriumnitrit	synthetisch – **Bildung von Nitrosaminen, erhöhtes Krebsrisiko, vor allem, wenn das Nahrungsmittel erhitzt wird**
251-252	Natrium-, Kaliumnitrat	
280-283	Propionsäure - Propionate	synthetisch – **vom Verzehr abzuraten, verursachen Magenkrebs**

Antioxidanzien

310- **311-** **312**	Gallate-Propyl-, Octyl-, Dodecyl-	synthetisch – **allergieauslösend**
320	Butylhydroxianisol (BHA)	synthetisch – **reichert sich im Körper an,** **Unverträglichkeitsreaktionen oder** **Allergien möglich, Lebervergrößerungen**
321	Butylhydroxytoluol (BHT)	synthetisch – Unverträglichkeits- reaktionen oder **Allergien** möglich, **haut-, schleimhaut- und lebertoxisch,** **krebserregend**

Verschiedene nicht bestimmten Gruppen zugeordnete Zusatzstoffe

572	**Magnesiumstearat** **(Tabletten- und** **Drageefüllstoff)**	**Schmierstoff für Tablettiermaschinen, unverdauliche** **Wachsseife mit Schmelzpunkt ca. 150° C,** **behindert Freisetzung pharmakologischer Wirkstoffe,** **fördert intestinale Dysbiosen**
620- **625**	Glutaminsäuren	**Geschmacksverstärker, in Fertiggerichten, allergie-** **auslösend – können Übelkeit, Kreislaufprobleme,** **Urtikaria, Kopf- und Magenschmerzen auslösen –** **Chinarestaurant-Syndrom!**
621	Natriumglutamat	
625	Magnesium- glutamat	
951	Aspartam	Süßstoff synthetisch – **allergieauslösend**
952	Cyclamat	Süßstoff synthetisch – **von Verzehr abzuraten -** **in USA verboten**
953	Isomalt	Süßstoff synthetisch – **vom Verzehr über** **20mg pro Tag ist abzuraten**
954	Saccharin	Süßstoff synthetisch – **von häufigem** **Verzehr ist abzuraten**

* **Quelle: Internet z.B.** http://www.minutella.ch/e/index.htm
http://mars.planet.co.at/animals/schutz/enummern.htm

Wellness-Anti-Aging
Prävention – Gesundheitsmanagement – Lebensfreude

Zur allgemeinen Steigerung der Vitalität, Kreativität und Lebensfreude empfehle ich gern als **Basis das hypo-A Wohlfühlpaket** oder **Wohlfühl plus** mit B-Vitaminen.

Präparat	1. und 2. Woche	3. und 4. Woche	weiterhin
hypo-A Lachsöl	3 x 2-3 Kps. vor dem Essen	3 x 2-3 Kps. vor dem Essen	3 x 1-3 Kps. vor dem Essen
hypo-A Spurenelemente	3 x 2 Kps. zum Essen	2-3 x 1 Kps. zum Essen	1-2 Kps. pro Tag
hypo-A Magnesium-Calcium	3 x 1 Kps.[1] n.d. Ess.+2 z. Nacht	3 x 1 Kps. n.d. Ess.+2 z. Nacht	3 x 1 Kps. n.d. Ess.+2 z. Nacht
hypo-A Vit. B-Komplex plus	3 x 2 Kps. zum Essen	2-3 x 1 Kps. zum Essen	im tägl. Wechsel zu Spurenelementen

1) Bei dauerhaftem Urin-pH unter pH 7,0, ggf. auf max. 10 Kps./die steigern, Kartoffelspeisen empfehlen!

Wird das o.a. Schema mit einer anschließenden **hoT-Darmsanierung** kombiniert, regeln sich ohne eine Candida-Diät meistens auch Belastungen durch intestinale Dysbiosen, chronische Darmpilzerkrankungen oder „Blähbäuche" mit den **hypo-A Darmsanierungs-Paketen:**

1. Schritt: ODS 1K

Präparat	1. und 2. Woche	3. und 4. Woche	ggf. weiterhin
hypo-A Schwarzkümmelöl	3 x 2-3 Kps. vor dem Essen	3 x 2-3 Kps. vor dem Essen	3 x 1-2 Kps. vor dem Essen
hypo-A 3-SymBiose	3 x 1 Kps. zum Essen	3 x 1 Kps. zum Essen	3 x 1 Kps. pro Tag
hypo-A Kalium spe	3 x 1 Kps. zum Essen[1]	3 x 1 Kps. zum Essen	3 x 1 Kps. z. Essen, ggf. 2 zur Nacht

2. Schritt: ODS 2 – Darmsanierung und langfristig für Anti-Aging sowie bei Kryptopyrrolurie

Präparat	1. und 2. Woche	3. und 4. Woche	ggf. weiterhin
hypo-A Lachsöl u. Schwarzkümmelöl im Wechsel	3 x 2-3 Kps. vor dem Essen	3 x 2-3 Kps. vor dem Essen	3 x 1-2 Kps. vor dem Essen
hypo-A 3-SymBiose plus	3 x 1 Kps. zum Essen	3 x 1 Kps. zum Essen	3 x 1 Kps. pro Tag
hypo-A Magnesium-Calcium	3 x 1 Kps. nach dem Essen[1]	3 x 1 Kps. nach dem Essen	3 x 1 Kps. z. Essen, ggf. 2 zur Nacht

Bei Patienten mit akuten Infekten oder Allergien sowie Pollinosis setze ich mit sehr guten Ergebnissen das folgende **hypo-A Infekt-Allergie-Paket** initial ein:

Präparat	1. bis 4. Tag	5. bis 10. Tag	weiterhin
hypo-A **Zink**	3-5 x 2 Kps.* mit reichlich Wasser	3 x 1 Kps. zum Essen	1-2 Kps./Tag zum Essen
hypo-A **Q 10 Vitamin C**	3-5 x 1-3 Kps. mit reichlich Wasser*	3 x 1-2 Kps. zum Essen	1-3 Kps. pro Tag
hypo-A **Magnesium-Calcium**	3-5 x 1-3 Kps. mit reichlich Wasser*	3 x 1 Kps. nach dem Essen	3 x 1 Kps. z. Essen, ggf. 2 zur Nacht

* Bei Multimorbiden und Patienten, die biologisch älter sind als ca. 65 Jahre, ist ggf. eine Dosisanpassung auf die jeweils untersten angegebenen Werte sinnvoll.

Bei Patienten mit Burn out, Streßproblemen oder Fertilitätsstörungen sowie Prämenstruellem Syndrom usw. setze ich nach dem Wohlfühl- und Darmsanierungspaket mit sehr guten Erfolgen für die hormonelle Regulation das **Paket hypo-A Hormonelle Regelstörungen** ein:

Präparat	1. und 2. Woche	3. und 4. Woche	weiterhin
hypo-A **Lachsölkapseln**	3 x 2-3 Kps. vor dem Essen	3 x 2-3 Kps. vor dem Essen	3 x 1-2 Kps. vor dem Essen
hypo-A **Schwarzkümmelöl**[1)]	3 x 2-3 Kps. vor dem Essen	3 x 1-2 Kps. vor dem Essen	3 x 1-2 Kps. vor dem Essen
hypo-A **Vit. B-Kompl. plus**	3 x 1-2 Kps. zum Essen	2-3 x 1 Kps. zum Essen	1-2 Kps. pro Tag
hypo-A **Magnesium-Calcium**	3 x 1-2 Kps. nach dem Essen	3 x 1-2 Kps. n.d. Essen+2 z.Nacht	3 x 1 Kps. z. Essen ggf. 2 z. Nacht

[1)] Die beiden Öle sollten, wie auch bei der Hormonellen Regulation, im täglichen Wechsel alternierend genommen werden. Langfristig führe ich meine chronisch Kranken durch mehrere Öle, um dem Körper alle Ressourcen von Omega-3- und -6-Fettsäuren anzubieten. Mit der **hoT** verbessern wir die biologische Wertigkeit der täglichen Nahrung.

Bei Patienten mit Neurodermitis, chronischen Ekzemen und rezidivierenden Fußpilzerkrankungen etc. setze ich mit sehr guten Erfolgen **nach** dem Wohlfühlpaket und der Darmsanierung das **hypo-A Hautsanierungs-Paket** langfristig ein.

Präparat	1. und 2. Woche	3. und 4. Woche	weiterhin
hypo-A **Lachsölkapseln**	3 x 2-3 Kps. vor dem Essen	3 x 2-3 Kps. vor dem Essen	3 x 1-2 Kps. vor dem Essen
hypo-A **Nachtkerzenöl**[1)]	3 x 2-3 Kps. vor dem Essen	3 x 1-2 Kps. vor dem Essen	3 x 1-2 Kps. vor dem Essen
hypo-A **3-SymBiose plus**	3 x 1-2 Kps. zum Essen	2-3 x 1 Kps. zum Essen	1-2 Kps. pro Tag
hypo-A **Magnesium-Calcium**	3 x 1-2 Kps. nach dem Essen	3 x 1-2 Kps. n.d. Essen+2 z.Nacht	3 x 1-2 Kps. n.d. Essen + 2 z.N.

Die folgende Vitamin-Kur sollte man am besten nach einer Therapie mit dem Wohlfühlpaket und der Darmsanierung durchführen, um das Optimum der Regulationsfähigkeit sicherzustellen. Sie kann z.B. im Wechsel mit dem Wohlfühlpaket fortgesetzt werden.

hypo-A Vitamin-Kur

Präparat	1. und 2. Woche	3. und 4. Woche	ggf. weiterhin
hypo-A Vit. A-E + Lycopin	3 x 1 Kps. während des Essens	3 x 1 Kps. während des Essens	2 x 1 Kps. während des Essens
hypo-A Q10 Vitamin C	3 x 2 Kps. während des Essens	3 x 1 Kps. während des Essens	2-3 x 1 Kps. pro Tag
hypo-A Vit. B-Kompl. plus	3 x 1 Kps. während des Essens	3 x 2 Kps. während des Essens	2 x 1 Kps. z. Essen, ggf. 2 zur Nacht

Das o.a. Haut-Regime führt bei mehr als 60% meiner Patienten zu einer deutlichen Besserung bzw. Abheilung der Hauterscheinungen. Als Ernährungsmaxime für eine gesunde Haut – wie überhaupt für Gesundheit und Wohlbefinden ohne Reflux – gilt:
Biologisch hochwertige Nahrung ist die Grundlage ausgeglichener Meridiane. Freier Fluß der Energie in den Meridianen ist die Voraussetzung für Gesundheit und Wohlbefinden!

hypo-A Parodontosetherapie und Herzinfarktschutz sowie Schutz vor Schlaganfällen*

Präparat	1. und 2. Woche	weiterhin
hypo-A Vit. A-E + Lycopin	3 x 1-2 Kps. vor dem Essen	2-3 x 1 Kps. vor dem Essen
hypo-A Vit. B-Komplex plus	3 x 1 Kps. zum Essen	1-2 x 1 Kps. zum Essen
hypo-A Selen plus C	3 x 2 Kps. zum Essen	2-3 x 1 Kps. ggf. 10x kauen
hypo-A Kalium spe	3 x 1 Kps. zum Essen	3 x 1 Kps. zum Essen

• modifiziert nach Dietl / Ohlenschläger, im monatlichen Wechsel mit der ODS 2 nach den beschriebenen Grundtherapien Wohlfühl plus, ODS 1K und ODS 2

Die umfassende **hoT** optimiert bioenergetisch den freien Fluß der Meridianenergie. Sie garantiert neue Vitalität und Kreativität und ist die Basis jeder erfolgreichen Präventions- und Anti-Aging-Strategie.

Gesundheit ist mehr als fehlender Schmerz –
Gesundheit ist Lebensfreude!

Literaturliste für Orthomolekulare Therapie

VBN-Verlag – Verlag für Bioenergetik und Naturheilkunde
23569 Lübeck www.vbn-verlag.de www.orthomolekularia.info **Kücknitzer Hauptstr. 53**

Peter-Hansen Volkmann
Orthomolekulare Therapie – hypoallergen!
Der Naturheilkundliche Patienten-Ratgeber
***NPR** 192 S., 4. aktualisierte und erw. Auflage 2006*

Peter-Hansen Volkmann
Ökosystem Mensch – Gesundheit ist möglich
Neue ökologisch-naturheilkundliche Wege zur Selbstheilung
***ÖSM** 214 S., gebunden, 15 Abb., 17 Tab., 1. Aufl. 2002*

Die folgenden Datenträger mit namhaften Ganzheitstherapeuten liegen 2006 vor

DVD-Produktionen

- Drei Schritte zum gesunden Darm
  Vortragsmitschnitt einer Reha-Klinik
- Orthomolekulare Therapieregime für die Innovative Apotheke
  Expopharm-Workshop für Apotheker

DVD-Produktionen und Audio-CDs

- Endometriose, PMS und Infertilität
- hoT in der Parodontologie – Grazer Studie
- hoT in der orthopädischen und neurologischen Rehabilitation

George Goodheart
You'll be Better – The Story of Applied Kinesiology
AK-Print
Geneva, Ohio 344041 USA

Melvyn Werbach
Nutritional Influences on Illness
3. Line Press
Tarzana, CA 1993, USA

H. Dietl / G. Ohlenschläger
Handbuch der Orthomolekularen Medizin
Haug-Verlag GmbH & Co.
Heidelberg

David Leaf
Applied Kinesiology Flowchart Manual III 1995
159 Samoset
St. Plymouth, MA 02360, USA

Erich Rauch
Lehrbuch der Diagnostik und Therapie F.-X. Mayr
Haug-Verlag GmbH & Co.
Heidelberg

H.K. Biesalski / P. Grimm
Taschenatlas der Ernährung
Georg Thieme-Verlag, 2004
Stuttgart

Dr. Johanna Budwig
Das Fettsyndrom
Hyperion-Verlag
Freiburg

Immer noch hochaktuell bei Fettstoffwechselstörungen – hohem Cholesterin!

S. Silbernagel / A. Despopoulos
Taschenatlas der Physiologie
Georg Thieme-Verlag
Stuttgart

Bezugsquellen-Nachweis

Deutsche **hoT-Produkte**, die im AK-Test, der EAV usw. nach Erfahrung vieler Kollegen ausnahmslos gut testen. Völlig frei von nicht deklarierten Zusatzstoffen:

hypo - A GmbH
Die Gesunden Nahrungsergänzungen
Allergikergeeignet

Kücknitzer Hauptstr. 53 **D-23569 Lübeck**
Tel: 0451 - 307 21 21 Fax: 0451 - 30 41 79
www.hypo-a.de info@hypo-a.de

Bioenergetisch besonders hochwertige Urtinkturen:

ALCEA
Homöopathische Arzneimittel

Alcea GmbH
Alfred-Nobel-Straße 5 D-50226 Frechen
Tel.: 02234 93 341 - 0 Fax: 93 341 - 29
www.alcea.info info@alcea.info

Therapeutische Beratung:
02234 93 341 - 23

Online-Informationen zum Thema hoT:
Forumseiten: www.orthomolekularia.info

Hier finden Sie Texte zur hoT, zur Orthomolekularen Medizin und im Forum auch zu unterschiedlichen Aspekten von Umweltgiften über Amalgam bis zu chronischen Krankheiten und deren **hoT**-Ansätzen.

Praxis des Autors online unter:
www.naturheilkunde-volkmann.de
info@naturheilkunde-volkmann.de

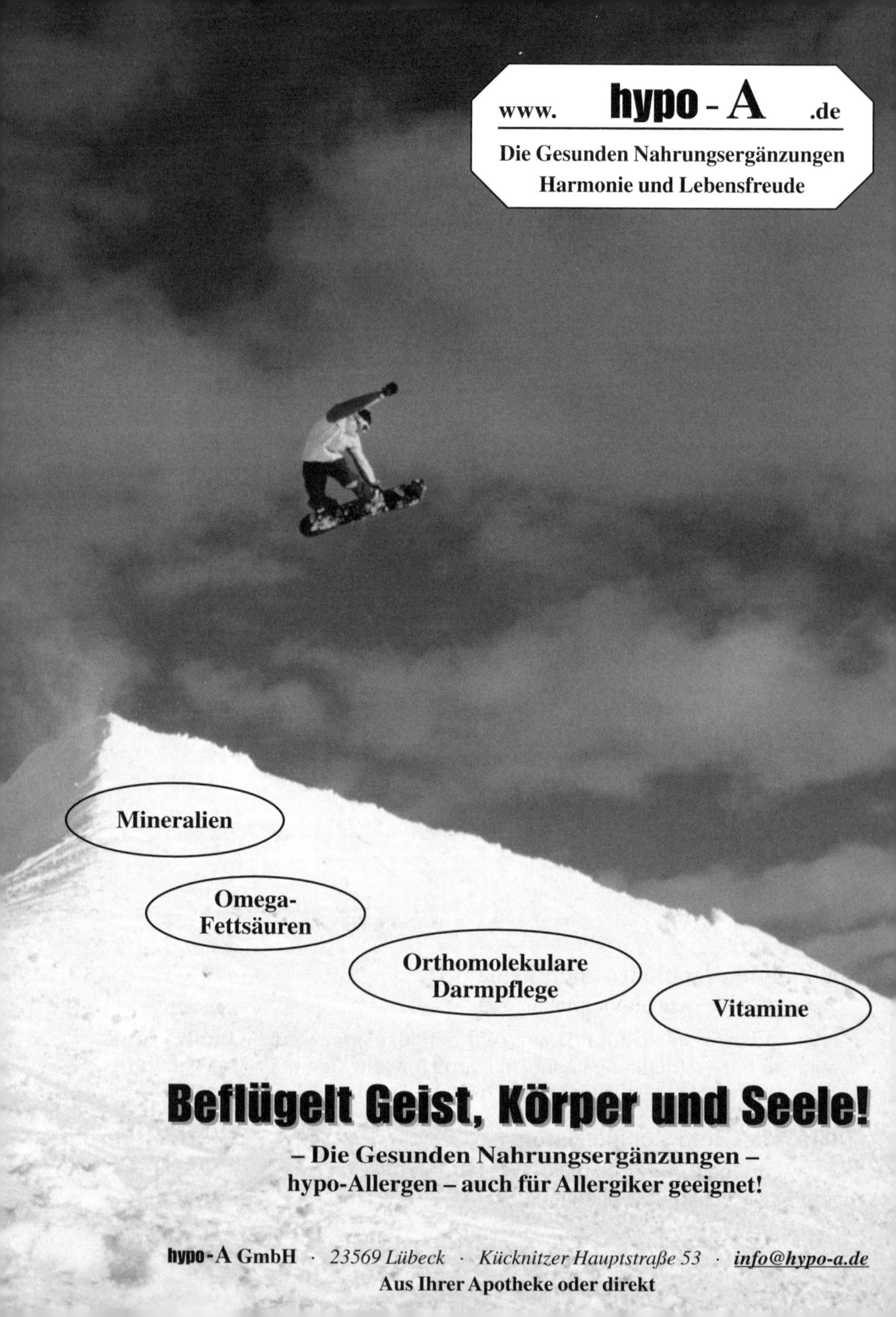
www. hypo - A .de
Die Gesunden Nahrungsergänzungen
Harmonie und Lebensfreude
Mineralien
Omega-
Fettsäuren
Orthomolekulare
Darmpflege
Vitamine
Beflügelt Geist, Körper und Seele!
– Die Gesunden Nahrungsergänzungen –
hypo-Allergen – auch für Allergiker geeignet!
hypo-A GmbH · 23569 Lübeck · Kücknitzer Hauptstraße 53 · info@hypo-a.de
Aus Ihrer Apotheke oder direkt